羊土社
レジデントノート

おかげさまで25年

レジデントノートは 2023 年度で

『創刊 25 年目』となりました.

これからも読者の皆さまの声を

レジデントノートだからこそ読

研修医に必要なことをしっかり押さえた

誌面をお届けしてまいります.

どうぞご期待ください！

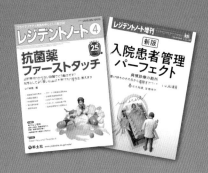

SNSでも情報発信
しています！　　f residentnote　　🐦 @Yodosha_RN　　📷 rnote_yodosha

徳洲会は北海道から沖縄、都会からへき地離島まで 75 病院
総職員数約 40,000 名常勤医師約 3,000 名の病院グループです。

MEDICAL GROUP
TOKUSHUKAI

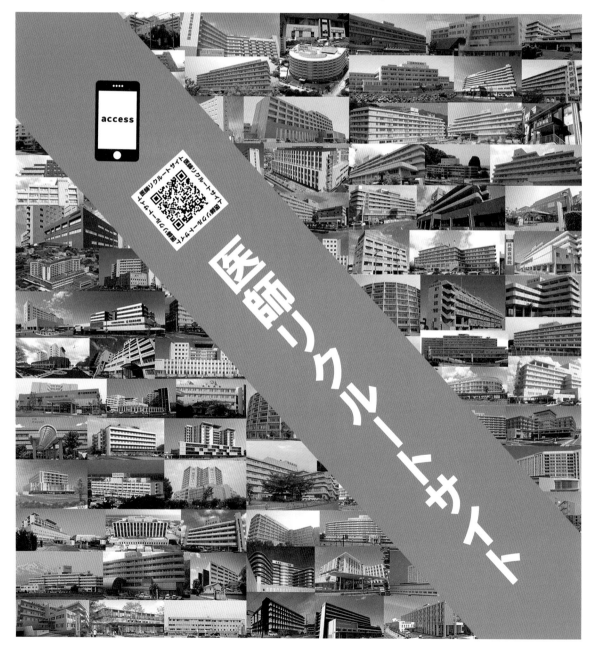

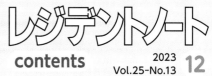

レジデントノート
contents
2023 **12**
Vol.25-No.13

特集

脳卒中診療
THE スタンダード

救急初療から画像診断、治療方針、全身管理、リハビリテーションまで
研修医が知っておきたい基本をシンプルに教えます

編集／**中村光伸**（前橋赤十字病院 高度救命救急センター 集中治療科・救急科）

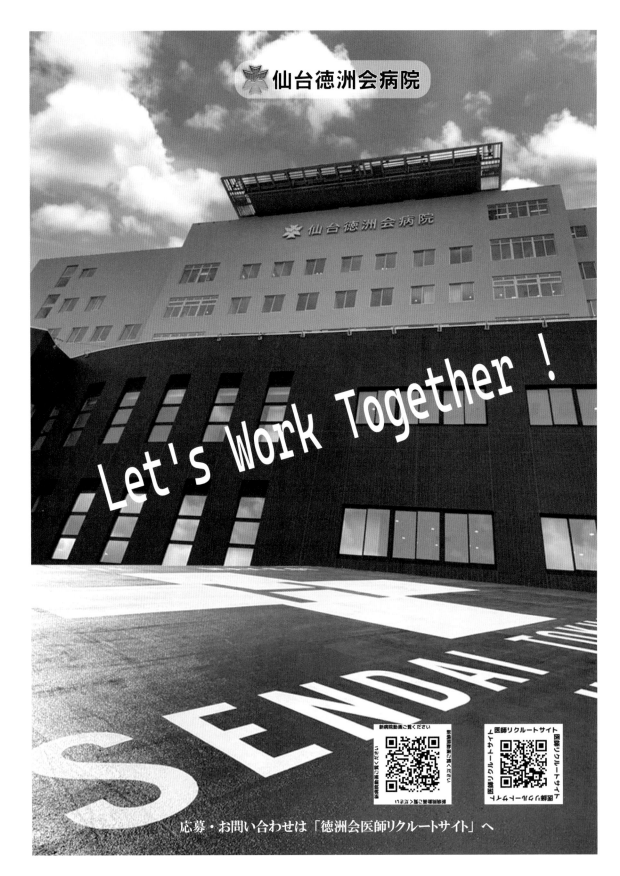

連 載

レジデントノート
contents
2023 **12**
Vol.25-No.13

※「Step Beyond Resident」はお休みさせていただきます.

レジデントのための 心不全道場

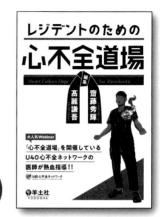

レジデントのための 心不全道場
Heart Failure Dojo for Residents
編集 髙麗謙吾 齋藤秀輝

大人気Webinar
「心不全道場」を開催している
U4O心不全ネットワークの
医師が熱血指導!!

U4O心不全ネットワーク

羊土社
YODOSHA

新刊

齋藤秀輝, 髙麗謙吾／編

□ 定価4,950円(本体4,500円+税10%)　□ A5判　□ 215頁
□ ISBN 978-4-7581-1302-1

● 大好評のwebinar「心不全道場」の講師陣が解説!
● 治療・管理から再発予防・リハビリ・緩和ケアまで, 現場で使える知識やコツをゼロから学べる一冊!

心不全と向き合うための知識やコツを熱くやさしく教えます!

本書の内容

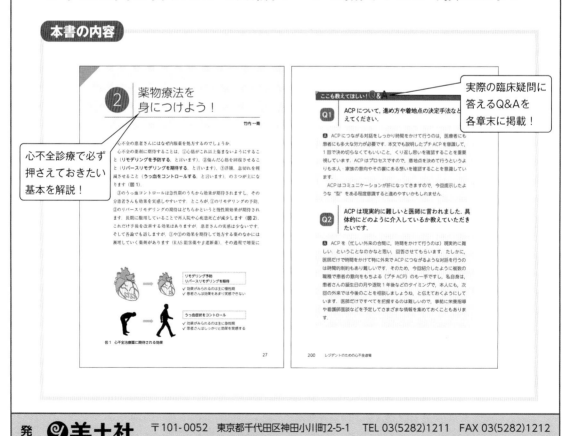

心不全診療で必ず押さえておきたい基本を解説!

実際の臨床疑問に答えるQ&Aを各章末に掲載!

発行　羊土社 YODOSHA　〒101-0052　東京都千代田区神田小川町2-5-1　TEL 03(5282)1211　FAX 03(5282)1212
E-mail：eigyo@yodosha.co.jp
URL：www.yodosha.co.jp/

ご注文は最寄りの書店, または小社営業部まで

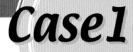
実践！画像診断 Q&A - このサインを見落とすな

嘔吐をくり返す70歳代女性

（出題・解説）山内哲司

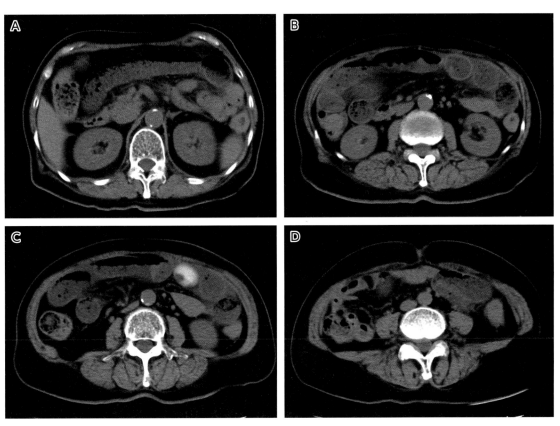

図1　腹部単純CT横断像
Λ〜Dの順に頭側から尾側.

病歴	数時間前から腹部膨満と嘔気を自覚し，増悪傾向．嘔吐もくり返すようになり，独歩で受診． **既往歴**：特になし． **身体所見**：意識清明．嘔気が強く表情は苦悶様．体温36.2℃．臍部を中心に自発痛あり．腹部は膨満，鼓音．金属音を聴取する．

問題	**Q1：単純CT（図1）の画像所見は？** **Q2：診断とその原因は？** 本症例はweb上での連続画像の参照を推奨します．

Satoshi Yamauchi
（奈良県立医科大学 放射線診断・IVR学講座，教育開発センター）

web上にて本症例の全スライスが閲覧可能です．

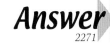
Answer
2271

初期対応し相談に来た1年目研修医	

小腸がかなり張っていて"イレウス"ですよね．腸の中に白いものがあるのが気になるんですけど，まさか出血ではないですよね．何か変なものでも食べて，吐いているんでしょうか．

食餌性小腸閉塞症

解答

A1：小腸の広範囲に拡張が認められ，内腔には液体成分が目立ち，鏡面形成も認められる（図1C＊）．その拡張の先端部分には高濃度な構造を認め（図1C▶），閉塞の原因と考えられる．

A2：食餌（餅）による小腸閉塞症．

解説　小腸閉塞症や小腸イレウスはしばしば経験する救急疾患であるが，その原因はさまざまである．機械的な閉塞が存在しない，蠕動低下によるものは小腸イレウス（ileus），機械的な閉塞ないし狭窄が原因となっているものは小腸閉塞症（bowel obstruction）と呼ぶと定義されているが，今回の症例は食餌が閉塞の原因となっている機械性の病態であり，食餌性小腸閉塞症と呼ばれる．

　原因となる食物として，果実，種子，きのこ類，海藻などが知られる．バーベキューで大きな肉の塊を丸呑みし，食道閉塞をきたした若者の症例を筆者は経験したことがあるが，最近は高齢者が咀嚼機能の低下によりやむをえず食物を丸飲みするケースも多い．回盲弁など物理的に狭い部分で閉塞をきたすことが多いとされるが，さまざまな部位で発症しうる．

　CT所見は単純性小腸閉塞症の一般的な所見に加え，閉塞部に原因となっている食餌が描出されることが特徴である（図1，2）．本例のように餅が原因であれば高濃度を呈するが，きのこ類はかなり低濃度の構造として描出される．CTから本症を疑った場合には，2～3日前まで遡って食事歴を聴取する必要がある．一般的にはイレウスチューブ留置などの保存的治療で軽快することが多いが，手術が必要となる場合もある．

　いま筆者がこの文章を書いているのは，残暑厳しい8月末だが，読者は2023年の秋の終わりから年末にかけてこの本を手にすることと想像する．コロナ禍も落ち着き，年末年始はいわゆる「年の瀬」と「お正月」を楽しむ家庭も増え，雑煮の餅を食べることもあるだろう．本症例が撮影されたのも三が日であった．本症例から学んだことが，読者の診療活動に役立つことを願う．

参考文献

1)「画像診断に絶対強くなるワンポイントレッスン3」（扇 和之，堀田昌利/編），羊土社，2022

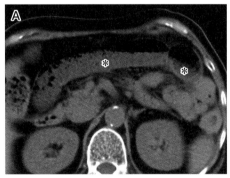

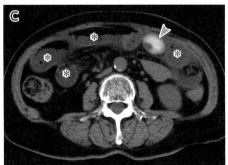

図1　腹部単純CT横断像

A) 拡張した小腸の内腔には，通常は認められないようなガスが混在した（まるで便塊のような）内容物が認められる（＊）．small bowel feces signとも呼ばれ，小腸閉塞症の診断に有用である．

C) 小腸が連続的に拡張し（＊），その拡張の肛門側に高吸収域（▶）が認められる．小腸閉塞症の原因と考えられ，食餌（餅）が疑われる．

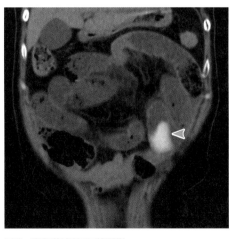

図2　腹部単純CT冠状断像

原因となっている食餌（餅）が明瞭な高濃度域として描出されている（▶）．

Case2 [胸部編]

労作時呼吸困難を訴えて受診した80歳代男性

（出題・解説）佐藤譲之，早稲田優子

WEBで読める！

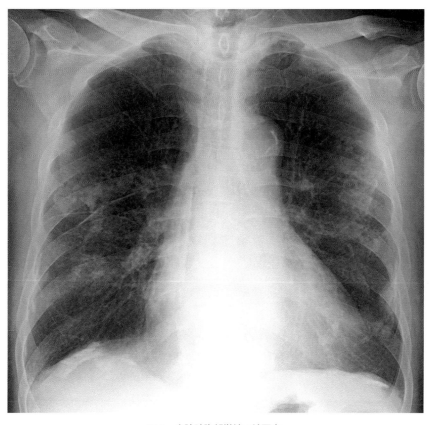

図1　来院時胸部単純X線写真

病歴

症例：80歳代男性．**主訴**：労作時呼吸困難．**既往歴**：特記事項なし．

喫煙：1 pack/day × 20〜60歳．**飲酒**：なし．**アレルギー歴**：なし．

現病歴：慢性閉塞性肺疾患と慢性心不全のため近医に通院中であった．労作時呼吸困難が徐々に増悪したため，当院に紹介となった．

身体所見：身長174.4 cm，体重44.1 kg．体温36.6℃．脈拍65回/分，整．血圧108/89 mmHg．呼吸数12回/分，SpO_2 95 %（室内気）．胸部聴診上，呼吸音は両側で減弱している．心雑音なし．下腿浮腫なし．ばち指を認めない．

血液検査：白血球数8,600/μL（好中球84.7 %，リンパ球4.6 %，単球9.7 %），赤血球数360万/μL，Hb 13.7 g/dL，血小板数19.5万/μL，TP 7.3 g/dL，Alb 3.6 g/dL，AST 16 U/L，ALT 8 U/L，LDH 201 U/L，T-Bil 0.30 mg/dL，BUN 20.8 mg/dL，Cr 0.51 mg/dL，KL-6 522 U/mL，CRP 0.7 mg/dL，BNP 121.1 pg/mL．

動脈血ガス分析：pH7.44，PaO_2 69.9 Torr，$PaCO_2$ 43.4 Torr，HCO_3^- 26.2 mmol/L，BE 1.2 mmol/L．

問題

Q1：胸部単純X線写真（図1）の所見は？

Q2：診断のために追加で聴取すべき病歴は？

Masayuki Sato（市立敦賀病院 内科），Yuko Waseda（福井大学医学部附属病院 呼吸器内科）

Answer

ある1年目の研修医の診断	解答	胸膜プラーク（石綿肺）

胸部X線では両側中下肺野の透過性が低下しているので，間質性肺炎でしょうか．

A1：胸部単純X線写真では，両側中肺野から下肺野にかけて結節影，不整形陰影を認め（図1○），右肋骨横隔膜角は鈍である（図1→）．また，横隔膜に沿った石灰化陰影を認め（図1▶），特徴的な胸膜プラークの所見である．

A2：職業歴を聴取する．かつて石綿（アスベスト）を扱うことが多かった職業として，建設業，電気配線・配管業，港湾労働者等が知られる．

解説　胸部単純X線写真で両側下肺野優位にみられる不整形陰影は石綿肺の特徴的所見である．胸部単純CTでは，両側に石灰化を伴った不整形の胸膜肥厚がみられる．また肺野には胸膜からわずかに離れて胸膜に平行に分布する線状影が認められる．これらの特徴的所見と病歴から，胸膜プラークおよび石綿肺と診断する．胸膜プラークは壁側胸膜，特に下肺野，横隔膜，心臓に沿った胸膜の肥厚・石灰化が特徴的である（図2A，B▶）．症状がなければ胸膜プラーク自体はアスベストの曝露があったことを意味するのみであり，必ず肺機能障害を伴うわけではない．気道から吸入されたアスベスト繊維が細気管支周囲に沈着し，その周辺に線維性変化を起こすことにより石綿肺が生じると考えられており[1]，胸膜下線状影はその病態を反映している．

石綿関連疾患は，アスベストの曝露により引き起こされる石綿肺，悪性胸膜中皮腫，石綿関連肺がん，良性石綿胸水，びまん性胸膜肥厚を含む概念であり，病態として胸膜プラークがある．アスベストは紡織性，耐熱性などを備える鉱物由来の繊維である．各種産業にて素材として広く用いられたが，健康被害が知られるようになり，本邦では1975年から段階的に規制され，2006年には製造，輸入，譲渡，提供を含め全面的に使用が禁止された．しかし，その後もアスベストを含む製品の国内流通が時折報道されている．海外では現在でも多くの国でアスベストが使用されており[2]，アスベストの曝露は決して過去のものではない．石綿関連疾患はアスベストの曝露から長期間を経て発症することが知られており，石綿肺においては初回曝露から診断までの期間は約40年とされる[3]．石綿関連疾患は今後も増加が見込まれる．

本症例は若年時に電気配線業に従事していたことが明らかになった．胸膜プラークや悪性胸膜中皮腫は非職業性の低濃度曝露によっても発生するが，石綿肺はアスベストの吹き付けや石綿紡績といった高濃度曝露によって発生することが多いとされる．石綿関連疾患を発症しそれが労働者としてアスベスト曝露作業に従事していたことが原因であると認められた場合には，労災保険給付または特別遺族給付金が支給される．石綿による健康被害は長い潜伏期間を経て発症すること等から労災補償等の対象とならない症例が多く存在し，この救済のため石綿健康被害救済制度が設けられている．患者や家族の経済的救済につながることからも，石綿関連疾患の診断的意義は高い．

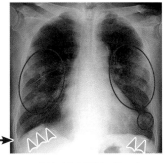

図1　来院時胸部単純X線写真

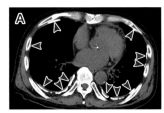

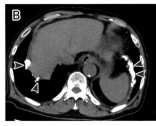

図2　来院時胸部単純CT
A）腹側，背側ともに胸膜に沿って多数の胸膜プラークの石灰化がみられる．
B）横隔膜直上にも胸膜プラークの石灰化がみられる．

引用文献

1）Grenier P, et al：Chronic diffuse infiltrative lung disease：determination of the diagnostic value of clinical data, chest radiography, and CT and Bayesian analysis. Radiology, 191：383-390, 1994（PMID：8153310）

2）U.S. Geological Survey：Mineral Commodity Summaries 2023.
https://pubs.usgs.gov/periodicals/mcs2023/mcs2023.pdf

3）「平成21年度指定疾病見直しのための石綿関連疾患に関する事例等調査業務 報告書」（労働者健康福祉機構/著），p1，労働者健康福祉機構，2010

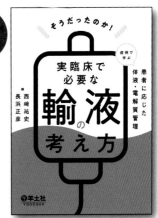

信頼されて25年

レジデントノートは

2023年も研修医に寄りそいます！

レジデントノートは年間定期購読がオススメ

発行後すぐお手元に！
送料無料でお届け！

定期購読ご契約特典

レジデントノート通常号がブラウザ上でいつでも読める！

WEB版サービスをご利用いただけます

- ✔ スマホやタブレットがあれば、いつでもどこでも読める！
- ✔ 自宅で冊子、職場はWEB版と、使い分けが可能！
- ✔ 便利な検索機能で目的の記事に簡単アクセス！

※「WEB版サービス」のご利用は、原則として下記の価格で定期購読をご契約いただいた羊土社会員の個人の方に限ります

選べる **2** プラン

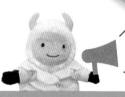

■ 通常号（月刊12冊）

定価 **30,360円**
（本体27,600円+税10%）

■ 通常号（月刊12冊）+ 増刊（6冊）

定価 **61,380円**
（本体55,800円+税10%）

※有料の「レジデントノートWEB版」のお申込受付は終了しました

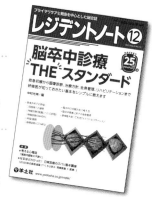
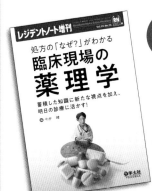

脳卒中診療 THE スタンダード

救急初療から画像診断、治療方針、全身管理、リハビリテーションまで
研修医が知っておきたい基本をシンプルに教えます

特集にあたって

中村光伸

1　日本の循環器病の現状と対策

　皆さん，脳卒中を含む循環器病が医療においてどのような位置づけにあるかご存知でしょうか？

　2022年の人口動態統計[1]によると，心疾患は死亡原因の第2位，脳血管疾患は第4位であり，両者を合わせると，悪性新生物（がん）に次ぐ死亡原因となっており，年間33万人以上の国民が亡くなっています．

　2022年版「救急・救助の現況」[2]によると，2021年中の救急自動車による救急出動件数のうち，最も多い事故種別は急病（全体の65.5％）です．急病の疾病分類では，脳血管疾患が7.5％および心疾患等が8.9％と循環器系が多く（図1），全体の16.4％を占め，特に高齢者ではその割合が高くなっています．

　さらに，2022年「国民生活基礎調査」[3]によると，介護が必要となった主な原因に占める割合は，脳血管疾患（脳卒中）が16.1％と認知症の16.6％に続き第2位であり，心疾患（心臓病）は5.1％となっています（図2）．

　また，2020年度版「国民医療費」[4]の概況によると，傷病分類別医科診療医療費30兆7,813億円のうち，循環器系の疾患が占める割合は6兆21億円（19.5％）と最多であり，うち脳血管疾患は，1兆8,098億円となっています．

　このように，循環器病は国民の生命や健康に重大な影響を及ぼすとともに，社会全体にも大きな影響を与える疾患です．

　こうした現状にかんがみ，誰もがより長く元気に活躍できるよう，健康寿命の延伸等を図り，あわせて医療および介護負担を軽減するため，予防や医療および福祉に係るサービスの在り方を含めた幅広い循環器病対策を総合的かつ計画的に推進することを目的として，「健康寿命の延伸等を図るための脳卒中，心臓病その他の循環器病に係る対策に関する基本法」（平成30年法律第105号）が2018年12月に成立し，2019年12月に施行されました．

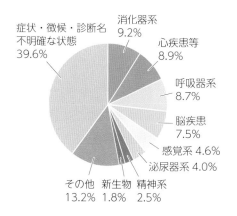

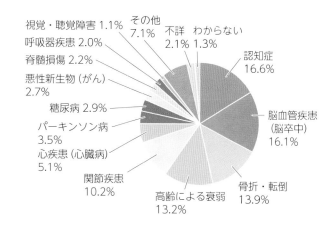

図1 急病の疾病分類別の搬送人員割合（2021年）
文献2より作成.

図2 介護が必要となった主な原因に占める割合（2022年）
文献3より作成.

表 脳卒中治療の8つのD

Detection	脳卒中の自他覚症状の迅速な認識
Dispatch	素早い119番への通報と救急隊の出動
Delivery	救急隊による脳卒中の迅速な認識，管理，トリアージ，搬送
Door	救急外来での緊急トリアージ，脳卒中チームによる即時評価
Data	迅速な臨床評価，検査，脳画像検査
Decision	脳卒中の診断確定と最適な治療選択肢の決定
Drug/Device	血栓溶解療法または血管内治療の実施
Disposition	脳卒中ユニットまたは集中治療室への迅速な搬送

文献5より作成.

これを踏まえ，第1期循環器病対策推進基本計画が2020年10月に策定され，さらに，都道府県においても，都道府県循環器病対策推進計画の策定が進められました．2023年3月には，第2期循環器病対策推進基本計画が策定されています．

2 脳卒中の医療の流れと特集のねらい

脳卒中の医療の流れを示したものでわかりやすいのは，Advanced Cardiovascular Life Support Provider Manual[5] に記載されている「脳卒中治療の8つのD」です（表）．脳卒中に対する医療は病院前からはじまっています．皆さんには，救急隊が行う「Dispatch」や「Delivery」を知ってもらい救急車を受ける際に役立てることや，救急外来での「Door」，「Data」，「Decision」，「Drug/Device」を理解しそれを臨床の場で実践すること，その後の「Disposition」にも意識をもってもらいたいと考えています．

2023年8月,「脳卒中治療ガイドライン2021」〔改訂2023〕が日本脳卒中学会より発行されました.「脳卒中治療ガイドライン2021」から治療推奨度が一部改訂されています.

　今回, この特集をさせていただいた目的は, 超高齢社会のなかで医療や保健・福祉に与える影響の大きい循環器病, 特に脳卒中の医療全体における位置づけと, 搬送前ならびに救急外来での評価の流れと治療方針, 全身管理, リハビリテーションの状況などを, すべての医師に知ってもらうことです. ぜひ, 明日からの脳卒中診療に役立てていただきたいと思います.

引用文献

1）厚生労働省：令和4年（2022）人口動態統計月報年計（概数）の概況 死亡数・死亡率（人口10万対）, 性・年齢（5歳階級）・死因順位別. 2022
https://www.mhlw.go.jp/toukei/saikin/hw/jinkou/geppo/nengai22/dl/h7.pdf（2023年8月閲覧）

2）総務省消防庁：救急救助の現況 救急編. 2023
https://www.fdma.go.jp/publication/rescue/items/kkkg_r04_01_kyukyu.pdf（2023年8月閲覧）

3）厚生労働省：2022（令和4）年 国民生活基礎調査の概況 介護の状況. 2023
https://www.mhlw.go.jp/toukei/saikin/hw/k-tyosa/k-tyosa22/dl/05.pdf（2023年8月閲覧）
https://www.mhlw.go.jp/toukei/saikin/hw/k-tyosa/k-tyosa22/dl/06.pdf（2023年8月閲覧）

4）厚生労働省：令和2（2020）年度 国民医療費の概況 結果の概要. 2020
https://www.mhlw.go.jp/toukei/saikin/hw/k-iryohi/20/dl/kekka.pdf（2023年8月閲覧）
https://www.mhlw.go.jp/toukei/saikin/hw/k-iryohi/20/dl/toukei.pdf（2023年8月閲覧）

5）「Advanced Cardiovascular Life Support Provider Manual」（American Heart Association, ed）, ALLIED 100, 2020

Profile

中村光伸（Mitsunobu Nakamura）

前橋赤十字病院 高度救命救急センター 集中治療科・救急科
役職：高度救命救急センター長 兼 集中治療科・救急科部長
専門：病院前診療, 救急医療, 集中治療, 災害医療
今興味のある事柄：大規模災害時におけるドクターヘリ運用の検討, 救急医の働き方改革, 救急医療と在宅医療の連携
抱負や読者へのメッセージ：脳卒中は, 国民の生命や健康に重大な影響を及ぼす疾患であるとともに, 社会全体にも大きな影響を与える疾患です. また, 将来, 脳卒中の診療にかかわらない科を専攻しても, 自分の患者が入院中に脳卒中を起こすこともあると思いますし, 当直中には必ず脳卒中にかかわらなければならないと思います. ぜひ, 脳卒中に対する医療の流れを理解していただき, 脳卒中の患者の予後改善につなげていただけたらと思います.

救急外来での評価①
救急隊との連携

小橋大輔

① 救急隊は現場で緊急度・重症度の評価を行い，治療を見据えた病院選定を行っている

② 救急隊は，客観的な評価スケールを用いて治療可能性を評価している

③ 「内因性 Load & Go」「CPSS」「ELVO スクリーン」などを救急隊との共通言語にしよう

■ はじめに

　　皆さんは脳卒中の治療についてどのようなイメージをもっているでしょうか．くも膜下出血はコイル塞栓かクリッピング，脳出血は開頭手術，脳梗塞はrt–PAか血管内治療，といったことが想像されると思いますが，すべての患者さんがこういった治療を要するわけではなく，また，これらの治療が時間的制約や重症度のために叶わない場合もあります．

　まず，皆さんが所属する病院で診療している脳卒中の患者さんは，「地域における脳卒中患者のごく一部である」ことを認識する必要があります．脳卒中の患者さんが救急車で病院に搬送されるまでには，「救急隊による緊急度・重症度の評価」が行われています．さらに，救急隊はある程度客観的な根拠をもとに，治療可能性を考慮したうえで病院を選定しています．皆さんは「脳卒中診療の連鎖」の一部に組み込まれているのであり，米国心臓協会（American Heart Association：AHA）が提唱する"脳卒中治療の8つのD"〔「**特集にあたって**」表（p.2281）参照〕のうち，病院前で救急隊によって行われた「Dispatch（通報・出動）」「Delivery（トリアージ・搬送）」を引き継ぎ，「治療可能性のある」患者さんを適切に診療し，迅速に専門的治療へ繋げていく，という重要な役割を担っているのです．

　そういった意味で，救急隊が現場でどのような活動を行い，どのような「ツール」を用いて患者さんを評価しているか，を知ることは，われわれ医療従事者と救急隊の共通言語

を理解し，連携を深めることにつながります．

　特に脳梗塞では，一刻も早い根本治療が患者さんのADL，QOL改善につながりますので，救急隊からの情報をもとに，患者さんが病院に到着する前から治療の準備を開始することが重要です．

　本稿では，

・現場で救急隊がどのように活動しているのか
・救急隊が「脳卒中らしさ」「脳卒中の重症度」を評価する際に用いるツール

について説明していきます．

症例

指導医「これから脳卒中疑いの65歳男性が来るよ．バイタルサインはJCS 3，血圧189/87 mmHg，脈拍98回/分で不整，SpO₂ 97%（room air），呼吸数12回/分，右上下肢の麻痺があるみたいだね．内因性Load & Goではないけれど，発症が今から30分前でCPSS 2項目陽性，ELVOスクリーンも2項目陽性みたいだからrt-PA投与，血管内治療も考えておかないとならないね．準備をしてくれる？」

研修医「ろーどあんどごー？しーぴーえすえす？えるぼ？」

〜10分後，患者到着後の引き継ぎ〜

救急隊「脳卒中疑いの傷病者です．40分前の発症でバイタルサインに大きな変わりはありません．心電図上，RR間隔も不整ですが抗凝固薬の内服はしておりません．心原性の脳塞栓症を考えており，ELVOスクリーンが2項目陽性なので血管内治療も考慮し，こちらに搬送させていただきました．病歴上，rt-PAの禁忌に該当する項目はありません．息子さんの電話番号と『おくすり手帳』はこちらです．よろしくお願いいたします」

研修医「救急隊，できるな…」

1 脳卒中診療は病院前からはじまっている！

　救急外来を受診した患者さんを診察するなかで，「たまたまCT，MRIで脳卒中がみつかった」という場合を除き，皆さんは「脳卒中疑い」という救急隊からの情報をもとに診療を行うと思います．そこには後述する通信指令課や現場救急隊の判断があっての病院搬送，というプロセスが含まれており，言ってみれば，皆さんは「救急隊によって選別された患者さんを診療している」ということになります．ここでは，通信指令課や現場救急隊がどのように活動しているかお伝えします．

1）一般市民からの通報

　何らかの主訴（意識が悪い，手足が動かない，など）で救急車を呼ぶ場合，連絡を入れるのは一般市民（家族，友人，通行人など）です．医療従事者が「脳卒中疑いです」と救急要請すれば楽なのですが，そのようなことはめったにありません．そのため，電話を受

けた消防職員は疾患の知識をもたない一般市民から迅速かつ上手に情報を聞き出し，緊急度・重症度を判断する能力が求められます．これらの役割を担っているのが通信指令課（通信指令室）の職員です．彼らは一般市民から得た情報をもとに，どのような疾患の可能性があるか，増隊（救急隊だけでなく人員確保のために消防車も出動させる）の必要があるか，などを迅速に判断し，指令を出します．そのなかで，脳卒中を疑う要請内容が入った場合，（地域により差はありますが）「FAST」に従い情報を入手します．「FAST」は米国脳卒中協会（ASA）が提唱する脳卒中啓発サイン[1]であり，Face Drooping（顔面の下垂），Arm Weakness（上肢の挙上困難），Speech Difficulty（発語困難，構音障害）とそれに続く Time to call 911（症状が軽快してもすぐに救急車を呼ぶ）の頭文字をとったものです．本邦でも日本脳卒中協会が一般市民向けの啓発[2]に「ACT-FAST」を用いており，知っておくのがよいでしょう．

　このように，通信指令課の職員が通報内容から脳卒中をいち早く疑い，現場に向かう救急隊に情報を送ることで，救急隊は傷病者に接触する前から脳卒中の治療が可能な病院への搬送を念頭に置きながら活動することができるのです．

2）現場救急隊の活動

　rt-PA，血管内治療が適応となる患者さんをこれらが行えない病院に搬送すると，その時点で患者さんの治療可能性は閉ざされます．かといってすべての脳卒中疑いの患者さんを1カ所の医療機関に搬送すると，その医療機関はパンクしてしまいます．そのため，救急隊は迅速かつ適切に傷病者の緊急度・重症度を見極め，治療可能性を判断したうえで，適切な医療機関に搬送しなければなりません．特に，脳卒中のように根本的治療が患者さんの予後に直結する場合，病院前における救急隊活動の体系化，標準化が必要となります．本邦では，日本臨床救急医学会が心停止，外傷以外の内因性疾患における病院前の観察・処置の標準アルゴリズムとして PEMEC（Prehospital Emergency Medical Evaluation and Care）を普及させていますが，その一部として PSLS（Prehospital Stroke Life Support）[3]を策定しています（図1）．

●内因性 Load & Go

　PEMEC，PSLS のなかで，ぜひ皆さんに知っていただきたいのが，「内因性 Load & Go」の概念です．消防職員や救急救命士が現場でできる処置は限られています．特に，Step2「初期評価」で，現場救急隊による解除が困難な ABC の異常を認める場合，または瞳孔不同などの脳ヘルニア徴候を認める場合，現場救急隊は「内因性 Load & Go」として一刻も早く医療機関に搬送する決断を下します．その場合，詳細な情報収集など（Step3〜Step5）を省略し，治療可能な医療機関に収容依頼をかける（Step6）こととなるのですが，その際に救急隊は，「脳卒中疑い，内因性 Load & Go の患者さんです」と最初に伝えてくることがあります．皆さんは，この「内因性 Load & Go」というキーワードを聞いた瞬間に頭のなかで「重症である」というスイッチを入れ，患者さんの細かい情報は後回し，まずは「受け入れ可能か否か」を伝えてあげてください．なぜなら救急隊が最も困るのは「搬送先病

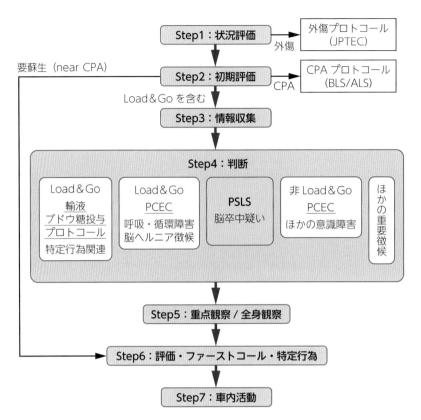

図1 PSLSの流れ

Step1：状況評価…発症様式や症状の確認，感染防御，資器材・安全確認など，適切な現場活動を行うための態勢を構築．

Step2：初期評価…A（意識と気道），B（呼吸），C（循環），D（神経）の評価を行い，迅速に緊急度・重症度を判断，CPSS，ELVOスクリーンの評価．

Step3：情報収集…発症時刻，アレルギー，既往（特に糖尿病），最終食事時刻，ADL，内服薬など．

Step4：判断…Step1～3の結果より脳卒中の疑いがあるか判断．

Step5：重点観察／全身観察…FACE2ADの評価．

Step6：評価・ファーストコール・特定行為…Step1～5の情報を総合的に評価して病態を判断，医療機関の選定，情報提供を行う．

Step7：車内活動…車内収容後に酸素・モニターの切り替え，バイタルサインの測定，追加情報の収集を行いながら搬送する．

文献3を参考に作成．

院が決まらないこと」だからです．一刻も早い現場出発のためにも「内因性Load & Go」の概念を知り，「何でこの情報を聞いていないんだ！」などと救急隊を責めないようにしましょう．

2 救急隊は「脳卒中らしさ」「脳卒中の重症度」をどのように評価しているか

　　現場救急隊は傷病者に接触すると，まずABCDの評価を行い，「生命の緊急度」を判断します．前記の通り，救急隊が解除できないABCDの異常を認める場合，「内因性Load &

表1 CPSS

顔面のゆがみ（歯を見せるように，あるいは笑ってもらう）

正常：顔面が左右対称
異常：片側が他側のように動かない（右図は右顔面が麻痺）

上肢挙上（閉眼させ**手掌を上**にして上肢を挙上させる，挙上できた場合は軽微な麻痺を見逃さないため，10秒間保持してもらう）

正常：両側とも同様に挙上，あるいはまったく挙がらない
異常：一側が挙がらない，または他側に比較して挙がらない

構音障害（患者に話をさせる）

正常：滞りなく正確に話せる
異常：不明瞭な言葉，間違った言葉，あるいはまったく話せない

3つの徴候のうち1つでもあれば，脳卒中の可能性は約72％である

文献3を参考に作成.

Go」と判断します．一方で，ABCDに緊急の介入が必要なさそうな場合は「脳卒中らしさ」と「脳卒中の重症度」「血管内治療の適応の可能性」を評価します．現在，さまざまな脳卒中スケールが提唱されており，地域によって使用される脳卒中スケールの違いはありますが，ここでは，CPSS，ELVOスクリーン，FACE2ADについて説明します．

1）CPSS

CPSS（Cincinnati Prehospital Stroke Scale）は，病院前において「脳卒中らしさ」を評価するスケールです．顔面のゆがみ，上肢挙上，構音障害の3つを評価します（**表1**）．本スケールの感度，特異度についてはさまざまな検証が行われていますが，救急隊がCPSSを評価し，1項目陽性であった場合の感度・特異度はそれぞれ59％・88％，3項目陽性では13％・98％とされています[4]．

2）ELVOスクリーン

ELVO（Emergent Large Vessel Occlusion）スクリーンは日本医科大学で提唱された，血栓回収術の適応となる「主幹動脈閉塞（large vessel occlusion：LVO）の可能性」を評価するスケールです．共同偏視，失語，空間無視の3つを評価します（**表2**）．簡便であり，1項目でも該当する場合，主幹動脈閉塞に対する感度・特異度はそれぞれ85％・72％となっています[5]．

3）FACE2AD

FACE2ADもELVOスクリーン同様，病院前で「主幹動脈閉塞（LVO）の可能性」を評価するスケールです．顔面麻痺，上肢麻痺，意識障害，共同偏視，心房細動，拡張期血圧85 mmHg以下の6つを評価し，評点します（**表3**）．ELVOに比べると評価項目が多く，共

表2 ELVOスクリーン

観察事項
眼位が正中にあるか否か

質問事項
・(眼鏡や時計を見せながら) これは何ですか？ ・(指を4本見せながら) 指は何本ですか？

観察において共同偏視がある，または2つの質問のうち どちらか一方を間違えば陽性と判断する

文献5より引用.

表3 FACE2AD

	項目	評価	点数
F	facial palsy	顔面麻痺がある	1
A	arm palsy	上肢麻痺がある	1
C	consciousness impairment	JCS 10以上である	1
E	eye deviation	共同偏視がある	2
A	atrial Fibrillation	心房細動が疑われる	1
D	diastolic blood pressure	拡張期血圧 ≦ 85 mmHg	1

文献6より引用.

同偏視は2点となります．3点以上の場合，主幹動脈閉塞に対する感度・特異度はそれぞれ82％・75％となっています[6].

4) その他の判断基準

　総務省消防庁の「救急業務のあり方に関する検討会」では，救急隊が脳卒中患者を収容する際に「脈不整，共同偏視，半側空間無視（指4本法），失語（眼鏡／時計の呼称），顔面麻痺，上肢麻痺」の6項目を観察することを推奨しています[7].

　ほかにもLAPSS（Los Angeles Prehospital Stroke Screen：LAPSS）など，さまざまな脳卒中スケールがありますが，重要なことは「救急隊は現場でABCDの評価を行い，さらに脳卒中の治療可能性を考慮しながら医療機関を選定している」ということ，「われわれ医療従事者は，救急隊がどのような脳卒中スケールを用いているか知っておく必要がある」ということです．皆さんが所属している地域でどのような脳卒中スケールが用いられているか，確認してみてください.

コラム：病院前脳卒中病型判別モデル

本稿は脳卒中のなかでも脳梗塞にスポットライトを当てた内容となっていますが，脳梗塞に限らず，脳出血，くも膜下出血，LVOなど，脳卒中の病型分類の予測まで行うことのできる，JUST-7 Score[8]というシステムも提唱されています．発表当初はJUST（Japan Urgent Stroke Triage）Scoreとして21の評価項目があったのですが，簡便性を高めるために7項目での病型判別を行えるように改良されました．ユーザー登録が必要ですが，医療従事者であればだれでも登録・入力することが可能です（図2）．

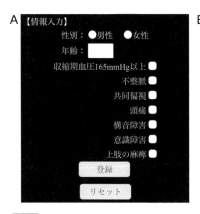
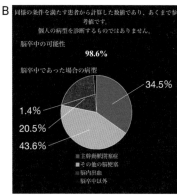

図2 JUST-7 Score

A）https://just-score.net/ から登録を行い，必要項目を入力することで，予想される病型が表示される．

B）65歳男性，収縮期血圧183 mmHg，不整脈，共同偏視，構音障害，上肢麻痺が存在する症例での結果．

文献9より引用．

おわりに

脳卒中の患者さんは，発症からリハビリ・社会復帰まで永く辛い戦いを強いられます．わたしたちはこの戦いのごく一部にかかわっているにすぎませんが，発症から根本的治療までの時間を1分1秒でも短くすることで患者さんの戦いを軽減させ，予後を少しでも悪くしないように努めなければなりません．冒頭にも書きましたが，脳卒中診療は病院前からはじまっています．救急隊の現場活動を知り，共通言語をもって初療につなげていくことが重要です．

引用文献

1）American Heart Association：F.A.S.T. Materials.
https://www.stroke.org/en/help-and-support/resource-library/fast-materials（2023年8月閲覧）
2）日本脳卒中協会：ACT-FAST.
https://speakerdeck.com/japanstrokeassociation/actfast20230219（2023年8月閲覧）

3）「救急隊員による脳卒中の観察・処置の標準化 PSLS ガイドブック 2015」（日本臨床救急医学会／監），へるす出版，2015

4）Kothari RU, et al：Cincinnati Prehospital Stroke Scale：reproducibility and validity. Ann Emerg Med, 33：373-378, 1999（PMID：10092713）

5）Suzuki K, et al：Emergent Large Vessel Occlusion Screen Is an Ideal Prehospital Scale to Avoid Missing Endovascular Therapy in Acute Stroke. Stroke, 49：2096-2101, 2018（PMID：30354974）

6）Okuno Y, et al：Field Assessment of Critical Stroke by Emergency Services for Acute Delivery to a Comprehensive Stroke Center：FACE2AD. Transl Stroke Res, 11：664-670, 2020（PMID：31833034）

7）総務省消防庁：救急業務のあり方に関する検討会. 資料2 救急隊員等の行う観察・処置等に係る検討. 2023
https://www.fdma.go.jp/singi_kento/kento/items/post-118/03/shiryou2.pdf

8）Uchida K, et al：Simplified Prehospital Prediction Rule to Estimate the Likelihood of 4 Types of Stroke：The 7-Item Japan Urgent Stroke Triage（JUST-7）Score. Prehosp Emerg Care, 25：465-474, 2021（PMID：32701385）

9）Japan Urgent Stroke Triage（JUST）score：https://just-score.net/

Profile

小橋大輔（Daisuke Kobashi）

前橋赤十字病院 高度救命救急センター 集中治療科・救急科
病院前医療が楽しすぎて救急救命士の資格をとりました. 救急外来，集中治療室，病棟で受けられる医療は日本全国ある程度の水準まで上がっていますが，病院前医療はまだまだ未開の分野です. 当院はドクターヘリ・ドクターカーを有しており，また，消防職員との連携も重視しています. 病院前医療に興味のある方，見学をお待ちしています.

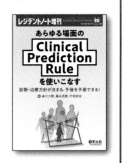

救急外来での評価②
神経診察（意識レベルの評価）

小畑仁司

① 救急搬送される意識障害患者では，気道，呼吸，循環の迅速な安定化と神経学的検査を並行して行う

② 急性期の意識障害は覚醒度の評価が重要である

③ 焦点を絞った神経学的検査（脳幹反射と筋力，筋緊張，反射に左右差はないか）を迅速に行い，ついで頭部CT検査を行う

はじめに

　　意識（consciousness）とは，自己および自己と周囲との関係が十分にわかっている状態であり，覚醒（arousal）と内容（contents）という2つの要素からなります[1]．意識はよく舞台に例えられます，照明の明るさを覚醒度，演目を内容とすれば，演目の内容が貧困であっても常軌を逸するものであっても，照明の明るさ（覚醒度）とは無関係です．

　　意識障害は，① 大脳皮質，間脳，中脳，または橋腹側部の一次性損傷，あるいは，② 全身性の毒性，代謝性，または内分泌異常による二次性脳機能障害により生じます．脳卒中診療では，重症度・緊急度を表す信頼できる意識レベルの評価がきわめて重要です．

1　意識障害患者の救急初療

　　脳卒中に限らず，救急搬送される意識障害患者に対し，気道（airway：A），呼吸（breathing：B），循環（circulation：C）を直ちに評価して対処し，同時に神経学的検査を行うことは診療の根幹です．ABCの安定を図るとともに，並行して焦点を絞った神経学的検査をすばやく行います．頸椎損傷の可能性が否定できない場合は，頸椎固定を行い，末梢静脈

路を確保して採血します[2, 3].

心電図モニターでは，特に，心房細動の有無に注意します．SpO2モニターでは，SpO2 は94％あれば十分であり，過度の酸素投与はかえって予後を悪化させます．

神経学的検査では，**意識レベル，瞳孔・脳幹反射，呼吸パターン**に加え，**運動反応や筋緊張，反射の左右差の有無**を迅速に評価します．ついで，**頭部CT検査**を行います．

病歴聴取は原因検索の重要な手がかりです．意識障害が**急性発症**か，**緩徐発症**か，可能ならば既往歴，手術歴を聴取します．本人から聴取できないことが多く，**目撃者や家族，救急隊員**から情報を得ることが重要です．

2 意識レベルの評価スケール

1） Japan Coma Scale（JCS）（表1）

わが国において破裂脳動脈瘤の超急性期手術が行われるようになると，術前の重症度を評価する必要に迫られました．そこで，日本脳卒中の外科研究会（現・日本脳卒中の外科学会）において考案され，1974年に「**3-3-9度方式**」として発表された評価スケールがJCSの前身です[4]．覚醒度の軸に沿って，まず，**自発的に覚醒している（1桁），刺激を加えれば覚醒できる（2桁），刺激を加えても覚醒できない（3桁）**の3群に分け，おのおのをさらに3段階に分類したもので，後にJCSと名称が変更されました．不穏状態（restless）であればR，尿失禁（urinary incontinence）があればI，無動性無言（akinetic mutism）・自発性喪失（apallic state）があればAを付記します．何らかの理由で開眼できない場合には，簡単な質問ないし命令による応答でレベルを決定することが追記されました．

表1 Japan Coma Scale（JCS）

刺激しなくても覚醒している状態（1桁で表現）
1.　大体意識清明だが，今ひとつはっきりしない
2.　見当識障害がある
3.　自分の名前，生年月日が言えない
刺激すると覚醒する状態：刺激をやめると眠り込む（2桁で表現）
10.　普通の呼びかけで容易に開眼する 　　〔合目的な運動（例えば，右手を握れ，離せ）をするし言葉も出るが間違いが多い〕
20.　大きな声または体をゆさぶることにより開眼する 　　（簡単な命令に応ずる，例えば離握手）
30.　痛み刺激を加えつつ呼びかけをくり返すとかろうじて開眼する
刺激しても覚醒しない状態（3桁で表現）
100.疼痛刺激に対し，払いのけるような動作をする
200.疼痛刺激で少し手足を動かしたり，顔をしかめる
300.疼痛刺激に反応しない

文献2より作成．

　脳卒中による急性期意識障害は，頭蓋内圧亢進による覚醒障害が主体であることを想定し，JCSは覚醒軸に沿って直列で意識レベルを表現し，生命の危険度を桁数で示しています．わが国において，救急隊員をはじめ多くの職種に広く普及しています．

> **ここがピットフォール**
>
> 　JCSは誰にでも使えるように覚醒を開眼で代用したため，評価を誤ることがあります．確認すべきは瞬きの有無です．一般に，瞬きが存在することは，脳幹網様体が正常に機能していることを意味します．開眼していても睫毛を刺激して瞬きがなければ覚醒しているとはいえず，また開眼しない場合でも自発的瞬きが観察されれば覚醒していると判断できます[5]．

> **ここがポイント**
>
> 　患者家族から「意識はありますか？」と質問を受けることがしばしばあります．意識は，「あるか，ないか」ではなくて，段階的に答えるようにしたいものです．例えばJCSでは，意識清明を0とすると10段階評価になるので，JCS 10は「10点満点の6点」と表現できます．その後の意識の変化についても点数でわかりやすく説明できます．

2) Glasgow Coma Scale (GCS)（表2）

　JCSと同じく1974年，主に頭部外傷患者を対象として作成された評価スケールです．開眼（eye opening），言葉による応答（verbal response），刺激に対する運動による最良の応答（best motor response）の3要素で評価し（GCSプロファイル）[6]，後に3要素の総計をGCSスコアとして重症度を点数で表示しました[7]．GCSスコアは3～15までの13段階がありますが，3要素の組み合わせが異なっても同一のスコアになる場合があり，意識レベルとスコアが1対1に対応するとは限りません．また，気管挿管時は言葉による応答のスコアが加算できません．一方で，例えばJCS 200はM＝4（逃避反応），M＝3（異常屈曲），M＝2（異常伸展）に細分されるので，GCSは重篤な意識障害の評価に優れています．

　国際的に普及し，例えばくも膜下出血のWFNS分類やICU入室患者のAPACHEスコアなど，さまざまな病態の重症度評価に組み込まれています．

3) その他の評価スケール

❶ Emergency Coma Scale (ECS)（表3）

　覚醒軸に沿ったスケールであるというJCSの利点を踏襲しつつ，覚醒という用語の定義を明確にしたスケールです[8, 9]．覚醒をGCSと同様に開眼，言葉による応答，運動による最良の応答の3要素で判定します．重篤な意識障害に重点をおき，軽症レベルをできるだけ簡略化しています．すなわち，ECS 1桁，2桁は各2段階，そしてECS 3桁は5段階（ECS 100，200を各2段階）としています．

　また，救急現場での一般人の利用も考慮して，専門用語を用いない「一般用語で表現さ

れた」スケールになっています．**正常な逃避反応と異常屈曲を区別**するため，刺激に対し**「脇を開ける」**と**「脇を閉める」**という表現を使用し，脇を開けて上肢を引っ込める（ECS 100W）のと，刺激で脇を閉め前腕を屈曲する（異常屈曲；ECS 200F）のをわかりやすく区別しています．GCSに比べて評価者間の一致率が高いことが示されています[10]．

表2 Glasgow Coma Scale（GCS）

開眼（E）	自発的に	4
	言葉により	3
	疼痛刺激により	2
	開眼しない	1
言葉による応答（V）	見当識あり	5
	混乱した会話	4
	混乱した言葉	3
	理解不能の音声	2
	全くなし	1
運動による最良の応答（M）	命令に従う	6
	疼痛部へ手足を動かす	5
	疼痛部から手足を逃避させる	4
	異常屈曲	3
	異常伸展	2
	全くなし	1

文献6より引用．

表3 Emergency Coma Scale（ECS）

1桁	覚醒している（自発的な開眼，発語，または合目的な動作をみる）
1	見当識あり
2	見当識なし
2桁	覚醒できる（刺激による開眼，発語または従命をみる）
10	呼びかけにより
20	疼痛刺激により
3桁	覚醒しない（疼痛刺激でも開眼・発語および従命なく運動反射のみをみる）
100L	痛みの部位に四肢をもっていく，払いのける
100W	引っ込める（脇を開けて）または顔をしかめる
200F	屈曲する（脇を閉めて）
200E	伸展する
300	動きが全くない

L：localize（刺激部位がわかる），W：withdraw（引っ込める），F：flexion（屈曲），E：extension（伸展）
文献9より作成．

❷ Full Outline of UnResponsiveness（FOUR）スコア（表4）

　GCSでは挿管中の患者さんのVスコアが評価できず，また，脳幹反射の評価が不十分であることから，瞳孔，運動，脳幹，呼吸の4つの反応を評価するFull Outline of UnResponsiveness（FOUR）スコアが考案されました[11]．各項目は0〜4の5段階評価で，GCS同様に点数が高いほど軽症です．開眼だけではなく，追視が評価項目にあり，locked-in症候群や植物状態が診断できます．挿管下の重篤なICU入室患者の評価が可能で，わずかな病態の進行も反映し，GCSよりも予後評価に優れています．ICUのみならず救急外来でも有用であることが報告されています．

表4 Full Outline of UnResponsiveness（FOUR）スコア

開眼反応
4＝開眼する・もしくは開眼していて，指示で追視または瞬きができる
3＝開眼するが追視しない
2＝閉眼しているが大声により開眼する
1＝閉眼しているが疼痛により開眼する
0＝疼痛刺激でも閉眼したまま
運動反応
4＝親指を立てる，拳を握る，ピースサインをする
3＝疼痛部位を認識する
2＝疼痛刺激で屈曲反応する
1＝疼痛刺激で伸展反応する
0＝疼痛刺激に反応なし，または全身性ミオクローヌス状態
脳幹反応
4＝瞳孔反射および角膜反射がある
3＝一側瞳孔が散大し，かつ固定
2＝対光反射または角膜反射どちらかが消失
1＝対光反射および角膜反射がともに消失
0＝対光，角膜，咳反射が消失
呼吸
4＝規則的な呼吸パターン
3＝Cheyne-Stokes呼吸パターン
2＝不規則な呼吸
1＝人工呼吸器を作動させる，または人工呼吸器設定回数以上で呼吸
0＝無呼吸または人工呼吸器設定回数の呼吸

文献11より引用．

❸ Glasgow Coma Scale-Pupil (GCS-P)

GCGは脳幹機能を十分に反映せず，スコア3点の方がスコア4点よりも予後がよいとの報告があります．そこで，瞳孔反応スコアとして，対光反射の両側消失を2，一側消失を1，正常を0とし，**GCSスコアから瞳孔反応スコアを引く** Glasgow Coma Scale-Pupil（GCS-P）が考案されました[12]．GCSから引き算で簡単に求めることができ，従来のGCSよりも予後評価に有用であることが報告されました．

3 疼痛刺激の加え方

呼びかけても激しく揺り動かしても反応しない場合，患者さんを目覚めさせるために疼痛刺激を加えます．患者さんの身体に傷をつけず覚醒させるための疼痛刺激の加え方を図に示します．**爪床，眼窩上縁，側頭下顎関節の圧迫**など，一側に対する適度な刺激からはじめます．これらの刺激により，運動反応の左右非対称の有無が明らかとなりますが，脳や脊髄の痛覚路に一側性の障害がある場合には，おのおのの側でくり返し行う必要があります．一側の刺激で反応がみられなければ，さらに強い刺激として，**胸骨圧迫**による正中への刺激を加えます．**握り拳で胸骨を強く圧迫し，さらに上下に擦る**方法は，深昏睡の場合を除き，患者さんを覚醒させるのに十分な疼痛刺激です[1]．

4 脳幹反射の評価

脳ヘルニアの進行や脳幹虚血を反映して，脳幹反射の異常（消失）がみられます．**瞳孔所見（瞳孔径と左右差，対光反射）**は必ず評価します．そのほか，必要に応じて角膜反射，睫毛反射，眼球頭反射（人形の眼徴候），温度刺激検査（カロリックテスト），咽頭反射，咳反射，などを評価します．

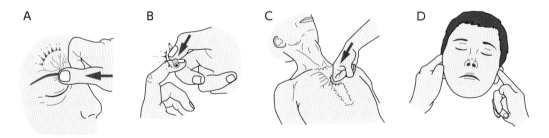

図 ▶ 意識消失患者からの反応誘発方法
疼痛刺激として，（A）眼窩上縁，（B）爪床，手指，足趾，（C）胸骨，（D）顎関節部に強い圧迫を加える．
文献1より引用．

5 意識レベルの変化をとらえよう

　急性期の意識レベルは流動的であり，変化をとらえることが重要です．例えば，くも膜下出血では，進行性の頭蓋内圧亢進ではなく，発症時に脳循環が停止し，全脳虚血に陥ることが示されています．出血が止まって脳循環が回復するとともに，意識レベルが改善することがあります．

　また，脳圧降下薬（マンニトールやグリセオールなど）の投与によって脳ヘルニアの進行が回避されると意識レベルが改善することがあります．

　脳幹反射についても，経時的に評価することが重要です．

おわりに

　意識レベルとその変化は，重症度・緊急度を反映し生命予後に直結します．ABCの安定化と同時に正確に評価して専門医に引き継ぎましょう．

引用文献

1）「プラムとポスナーの昏迷と昏睡」（Posner JB，他／原著，太田富雄／監訳），メディカル・サイエンス・インターナショナル，2010
　↑【重要文献・もっと学びたい人のために】意識障害の古典的名著第4版の日本語訳．英文では第5版が出版されている．

2）「ACECガイドブック2019」（日本救急医学会，他／監，『ACECガイドブック2019』編集委員会／編），へるす出版，2019
　↑【重要文献・もっと学びたい人のために】意識障害診療の標準化のために必要な内容をまとめたガイドブック．

3）Cadena RS & Sarwal A：Emergency Neurological Life Support：Approach to the Patient with Coma. Neurocrit Care, 27：74-81, 2017（PMID：28913601）
　↑Neurocritical Care Societyによる昏睡の初期診療のテキスト．

4）太田富雄，他：急性期意識障害の新しいGradingとその表現法．脳卒中の外科研究会講演集，3：61-68，1975
　↑JCSの原著．誕生の経緯と理論的背景．

5）太田富雄：脳神経外科疾患治療のスタンダード 意識障害．Neurological Surgery 脳神経外科，37：811-820，2009
　↑JCSの開発者による意識障害に関する総説．

6）Teasdale G & Jennett B：Assessment of coma and impaired consciousness. A practical scale. Lancet, 304：81-84, 1974（PMID：4136544）
　↑GCSの原著．誕生の経緯と解説．

7）Jennett B & Teasdale G：Aspects of coma after severe head injury. Lancet, 1：878-881, 1977（PMID：67287）
　↑GCSを合計点で表記．

8）太田富雄：意識障害深度判定の変遷と今後の展望―Japan Coma ScaleからEmergency Coma Scaleへ．日本神経救急学会雑誌，16：1-4，2003
　↑ECSの解説と展望．

9）奥寺敬，他：新しい意識障害評価法ECSの開発－日本神経救急学会ECS検討委員会報告2003-．日本神経救急学会雑誌，17：66-68，2004
　↑ECS開発の経過と解説．

10）Takahashi C, et al：A simple and useful coma scale for patients with neurologic emergencies：the Emergency Coma Scale. Am J Emerg Med, 29：196-202, 2011（PMID：20825789）
　　↑ECSの意義と高い評価者間の一致率を報告.

11）Wijdicks EF, et al：Validation of a new coma scale：The FOUR score. Ann Neurol, 58：585-593, 2005（PMID：16178024）
　　↑FOURスコアの原著.

12）Brennan PM, et al：Simplifying the use of prognostic information in traumatic brain injury. Part 1：The GCS-Pupils score：an extended index of clinical severity. J Neurosurg, 128：1612-1620, 2018（PMID：29631516）
　　↑GCS-Pの原著.

Profile

小畑仁司（Hitoshi Kobata）

大阪医科薬科大学 救急医学／脳神経外科学教室
1984年大阪医科大学卒業，脳神経外科学教室入局（太田富雄教授）．1999～2022年まで大阪府三島救命救急センターに勤務し，脳神経外科医，救急医，集中治療医として重篤神経傷病患者の診療に携わってきました．Neurocritical Careの醍醐味を多くの人と共有できればと思っています.

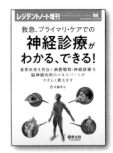

救急外来での評価③
神経診察 (NIHSS)

池田尚人，中村彰宏

①NIHSS は rt-PA療法の独立した転帰規定因子であり，**素早く正確**に評価する意義が
　ある
②NIHSS の評価方法は詳細に定められている

はじめに

　　National Institute of health Stroke Scale（NIHSS）は，脳卒中の神経学的重症度を客観的に測定するスケールです（**表1**）[1]．遺伝子組み換え組織型プラスミノゲン・アクティベータ（recombinant tissue-type plasminogen activator：rt-PA）による静注療法を行うにあたって NIHSS は必須であり，治療開始が早いほど良好な転帰が期待できます[2]．したがって素早く正確に行えるよう習熟することが求められます．

1　NIHSS の基本

　　NIHSS は，15項目から構成され評点が定まっています．最高点の合計は42点ですが，最重症である昏睡例では四肢失調の項目は0点と判断するため40点となります．

　　NIHSS を評点するにあたり詳細に評価方法が定められているので，正確に理解する必要があります（**表2**）．まず検査はリストの項目の順に行い，定められた方法で評価し結果をすぐに記録します．検査済みの項目に，後で戻ってはなりません．評点は，患者さんが実際に遂行した結果にもとづいて行い，推測や誘導してはいけません．また失語症の患者さんへは声かけやパントマイムで行います．このほか，気管挿管，言語の障壁，口腔・気管の外傷，包帯などの物理的な障壁で評価が難しい場合は，可能な限り除去して必ず評価し

表1 National Institute of Health Stroke Scale（NIHSS）

	項目	スコア
1a	意識レベル （意識水準）	0＝覚醒 1＝簡単な刺激で覚醒，従命や反応は可能 2＝くり返しの刺激や強い刺激，疼痛刺激で覚醒 3＝覚醒しない，強い刺激や疼痛刺激で反射運動や自律神経反射しかみられない
1b	意識レベル （意識障害） 質問（今の月，年齢）	0＝両方の質問に正解 1＝一方の質問に正解 2＝両方とも不正解
1c	意識レベル（意識障害） 命令（眼：開閉， 手：握る・開く）	0＝両方とも正確に行う 1＝片方のみ正確に行う 2＝両方とも正確に行えない
2	最良の注視	0＝正常 1＝部分的注視麻痺（注視が一側あるいは両側の眼球で異常，しかし固定した偏視や 　　完全注視麻痺でない） 2＝完全注視麻痺（眼球頭反射で克服できない固定した偏視や完全注視麻痺）
3	視野	0＝視野欠損なし 1＝部分的半盲 2＝完全半盲 3＝両側性半盲（皮質盲を含む全盲）
4	顔面麻痺	0＝正常 1＝軽度の麻痺（鼻唇溝の平坦化，笑顔の不対称） 2＝部分的麻痺（顔面下半分の完全あるいはほぼ完全な麻痺） 3＝一側または両側の完全麻痺（顔面上半分も下半分も動きが全くない）
5a	運動（左上肢） 坐位で90°， 仰臥位で45° 挙上させる	0＝90°（45°）挙上させて10秒間保持可能 1＝90°（45°）挙上し保持可能だが10秒以内に下垂 2＝90°（45°）まで挙上できないが重力に抗することができる，10秒以内に落下 3＝重力に抗する動きがない 4＝全く動かない UN＝検査不能（切断，関節癒合など理由を明記）
5b	運動（右上肢） 坐位で90°， 仰臥位で45° 挙上させる	0＝90°（45°）挙上させて10秒間保持可能 1＝90°（45°）挙上し保持可能だが，10秒以内に下垂 2＝90°（45°）まで挙上できないが重力に抗することができる，10秒以内に落下 3＝重力に抗する動きがない 4＝全く動かない UN＝検査不能（切断，関節癒合など理由を明記）
6a	運動（左下肢） 仰臥位で30° 挙上させる	0＝30°挙上させて5秒間保持可能 1＝30°挙上し保持可能だが，5秒以内に下垂 2＝30°までは挙上できないが重力に抗することができる，5秒以内に落下 3＝重力に抗する動きがない 4＝全く動かない UN＝検査不能（切断，関節癒合など理由を明記）
6b	運動（右下肢） 仰臥位で30° 挙上させる	0＝30°挙上させて5秒間保持可能 1＝30°挙上し保持可能だが，5秒以内に下垂 2＝30°までは挙上できないが重力に抗することができる，5秒以内に落下 3＝重力に抗する動きがない 4＝全く動かない UN＝検査不能（切断，関節癒合など理由を明記）

（次頁へつづく）

（表1のつづき）

7	四肢失調	0＝なし（正常） 1＝1肢のみ失調 2＝2肢の失調 UN＝検査不能（切断，関節癒合など理由を明記）
8	感覚	0＝正常 1＝感覚の低下（軽度～中等度の障害） 2＝重度もしくは完全な感覚脱失
9	最良の言語	0＝正常 1＝軽度～中等度の失語 2＝重度の失語 3＝無言，全失語
10	構音障害	0＝正常 1＝軽度～中等度（いくつかの単語で構音障害を認めるが，答えを理解できる） 2＝重度（重度の構音障害を認め，答えを理解できない） UN＝検査不能（挿管，物理的障壁があるなど理由を明記）
11	消去現象と注意障害	0＝異常なし 1＝軽度～中等度，あるいは1つの感覚に関する消去現象 2＝著しい半側注意障害，あるいは2つ以上の感覚に関する消去現象

UN：点数に加算しない．

文献1より引用．

表2 NIHSS実施時の注意点

	注意事項	解説
1	リスト順に施行すること	1～11の順序を守る
2	評点は一度つけたら後から戻って訂正してはいけない	患者さんが間違った答えを後で修正しても，最初の答えで評点する
3	患者さんができるだろうと推測して評点してはいけない	
4	後で記録するのではなく，検査施行時に記録する	
5	患者さんを答えに誘導してはいけない	何度も命令をくり返すなど

文献1, 3を参考に作成．

ます（1a・1b：意識レベル，4：顔面麻痺）．また，肢切断あるいは肩関節癒合の場合は，検査不能（UN）と評価し，その理由を明確に記載します（運動-5：上肢，6：下肢，7：四肢失調，10：構音障害）．

> Q＆A①：実臨床でのNIHSSをとるタイミングはいつですか？
>
> 　救急外来での脳卒中の初療では，救急搬送された時点で大まかな病歴等が情報として得られているので，発症から4時間30分以内であれば，初療時なら最小限の病歴を確認した後すぐにNIHSSを開始します．実際は採血や点滴等の処置で評価が難しい場面が出てきますが，5・6：運動まで終了しているとこの問題は解決します．それ以外の場面では，脳卒中急性期を疑った時点，すなわちCT/MRI撮影前後の5～10分間で評価を開始します．

2 NIHSS各項目の実際と解説

●1a：意識レベル（意識水準）

❶ 検査方法

最初から声を掛けると「0」と「1」の区別ができないので，まずは覚醒しているかを観察し，覚醒していなければ声をかけます（言語刺激）．さらに必要なら疼痛刺激により評価します．

❷ 評価方法

0 ＝覚醒している
1 ＝覚醒していないが，軽い刺激で覚醒し，命令，質問に応答することができる
2 ＝覚醒していない．注意を向けさせるにはくり返しの刺激が必要である．あるいは昏睡状態で常同運動（同じ形で目的なく持続・反復する異常な運動）以外の体の動きを生じさせるには強い刺激や疼痛刺激が必要である
3 ＝動きがみられても反射的な運動や自律神経反射のみ，あるいは無反応で反射もない状態

●1b：意識レベル（意識障害）－質問

❶ 検査方法

今の月と年齢を質問します．答えは正確でなければならず，近い答えでも部分点は与えません．失語や意識障害のため質問を理解できなければ2点とします．最初の答えのみ評価し，言語的あるいは非言語的なヒントで患者さんを助けないことが重要です．重度の構音障害，言語の障壁，あるいは失語症以外の原因で話すことができなければ1点とします．

❷ 評価方法

0 ＝両方の質問に正答する
1 ＝1つの質問に正答する
2 ＝両方の質問とも正答できない

> **ここがポイント：意識レベルの評価**
> 1aが3点の場合は，以降のすべての項目が決まり合計点は40点となります．1bでの見当識評価は Glasgow Coma Scale（GCS）とは異なります．

●1c：意識レベル（意識障害）－命令（図1）

❶ 検査方法

「眼を開ける，閉める」，「手を握る，開く」といった2つの動作で従命の可否を検査します．できなくても企図することが明らかであれば評点します．最初の企図のみ評点します．命令に応じない場合は，パントマイムで行動を示します．また2つの動作であれば「舌出し，口の開閉」等のほかの命令でもよいです．

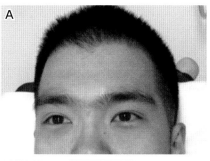
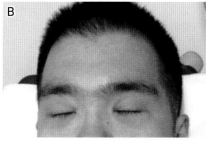
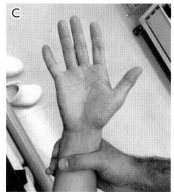
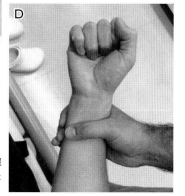

図1 **1c：意識レベル（意識障害）−命令の検査**
A)「眼を開けて」，B)「眼を閉じて」，C)「手を開く」，
D)「手を握る」.
＊手を「握る・開く」の診察で患者さんに検者の手を握
　るように指示してしまうと把握反射を否定できないた
　め，患者さんの手首を持ち，動かすよう指示する.

❷ **評価方法**

> 0＝両方の動作を正確に行える
> 1＝1つの動作を正確に行える
> 2＝両方の動作とも正確に行えない
> ※両方とは両側ではなく種類の違う作業を示します.

●2：最良の注視
❶ **検査方法**

　　随意的または眼球頭反射による水平眼球運動のみを検査します．カロリックテストは行
いません．共同偏視であっても随意的または反射により眼球を動かすことができれば1点
とします．単一の末梢性脳神経麻痺（第3，4，6神経）は1点です．眼外傷，以前からの
盲またはそのほかの視力視野異常の患者さんは，反射による眼球運動等で検査します．視
線を合わせて患者さんの周囲を左右に動くことで，部分的注視麻痺が明らかになることも
あります．意識障害があるものの反射が保たれていれば眼球頭反射（頭部を水平方向にす
ばやく動かすと，動かした方向とは反対方向に眼球が動く）で観察します．

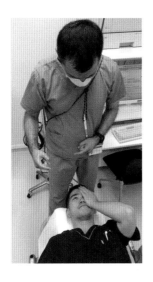

図2 **視野の検査**
仰臥位での視野検査：患者さんあるいは検者の手で
片側の眼を覆い，検者が示す指の動きへの反応など
で評点する．一側の盲あるいは眼球摘出後であれば，
もう一方の眼で視野を評点する．

❷ 評価方法

> 0＝正常
> 1＝部分的注視麻痺．注視が一側または両側の眼球で異常であるが，固定した偏視または
> 　　完全注視麻痺ではない
> 2＝完全注視麻痺．眼球頭反射でも眼球が動かない，固定した偏視

●3：視野（図2）

❶ 検査方法

　　対座法で片眼ずつ上下左右の1/4視野を検査します．従命が入らない場合は視覚的脅し
（検者の手などを急に眼前に近づけるなど）に対する瞬目などの反応から評点します．検者
が動かす指の方向を適切に見れば正常と評価します．1/4盲を含め，明らかな左右差があ
れば1点です．何らかの原因で全盲，または評価不能の場合は3点となります．またこの
項目で，**●11：消去現象，注意障害**の検査も行います．

❷ 評価方法

> 0＝視野欠損なし
> 1＝部分的な半盲
> 2＝完全な半盲
> 3＝両側性の半盲（皮質盲を含む全盲）

●4：顔面麻痺（図3）

❶ 検査方法

　　眉をあげてから眼を閉じるように指示して**顔面上半分**を，歯が見えるように，あるいは
笑顔をつくるように指示して**顔面下半分**を検査します．片側の皺が寄らない場合は末梢性

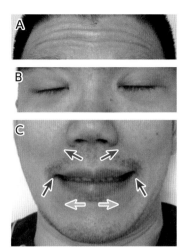

図3 4：顔面麻痺の検査
　A）眉をあげるよう指示する．うまくできない場合は「上を見る」ように指示する．
　B）「眼を閉じる」よう指示する．
　C）「イーとしてください」，または笑うよう指示し，鼻唇溝や口角の動き，皺の左
　　　右差を評価する．

顔面神経麻痺です（3点）．口角がほとんど動かなければ2点，動くものの左右差がある場合は1点です．指示に反応が乏しい場合は，疼痛刺激に対する顔の表情から左右差を観察して評点します．

❷ 評価方法

　0＝正常な対称的な動き
　1＝軽度の麻痺（平坦化した鼻唇溝，笑顔における顔面の不対称）
　2＝部分的な麻痺（顔面下半分の完全あるいはほぼ完全な麻痺）
　3＝一側または両側の完全麻痺（顔面上半分も下半分も動かない）

● 5：運動−上肢（5a：左上肢，5b：右上肢）（図4）

❶ 検査方法

　一肢ずつ上肢の運動麻痺を検査します．手掌を下にして一側上肢を伸展させ，坐位では90°，仰臥位では45°まで挙上させ，10秒間保つよう指示します．麻痺が明らかであれば，麻痺のない上肢から検査します．**疼痛刺激を用いてはなりません．**

❷ 評価方法

　0＝90°（または45°）に挙上し10秒間動揺なく保持可能
　1＝90°（または45°）に挙上し保持できるが，10秒以内に下垂する（ベッドまでは落下しない）

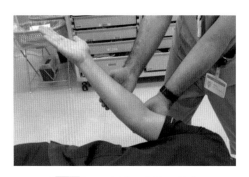

図4 5：運動−上肢の検査

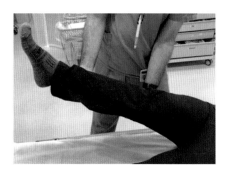

図5 6：運動−下肢の検査

2＝重力に抗して挙上することができない．あるいは検者が誘導して挙上させても保持することができず，10秒以内にベッドへ落下する

3＝重力に抗して挙上できず，検者が挙上させても保持できず，すぐに落下する．重力に抗する以外の動きはある

4＝全く動きがない

UN＝切断または関節癒合で検査不能

Q&A②：拘縮がある患者さんの麻痺の診察はどのように行いますか？

　拘縮といっても動くことが可能な状態から筋萎縮の状態までさまざまです．自発運動が観察できればその範囲で診察します．動かない場合は，筋収縮の有無で評価します（筋収縮があって少しでも動けば3点，筋収縮がない，あるいは全く動かない場合は4点です）．

●6：運動−下肢（6a：左下肢，6b：右下肢）（図5）

❶ 検査方法

　仰臥位で一肢ずつ下肢の運動麻痺を検査します．一側下肢を伸展させ，30°まで挙上させ，その肢位を5秒間保つよう指示します．麻痺が明らかであれば，麻痺のない下肢から検査します．疼痛刺激を用いてはなりません．

❷ 評価方法

0＝30°に挙上し5秒間動揺なく保持可能

1＝30°に挙上し保持できるが，5秒以内に下垂する（ベッドまでは落下しない）

2＝重力に抗して挙上することができない．あるいは検者が誘導して挙上させても保持することができず，5秒以内にベッドへ落下する

3＝重力に抗して挙上できず，検者が挙上させても保持できず，すぐに落下する．重力に抗する以外の動きはある

4＝全く動きがない

UN＝切断または関節癒合で検査不能

> **Q & A ③：患者さんが訴える「しびれ」はどのように解釈しますか？**
> 　患者さんは運動麻痺と感覚障害の両方に「しびれ」の単語を使用します．したがって「そのしびれは，動かないということですか？ 触っても感じないということですか？」と本人または家族に質問する必要があります．

●7：四肢失調
❶ 検査方法
　開眼で，指‒鼻‒指試験と踵‒脛試験により1肢ごとに両側の小脳症状の有無を検査します．検査できない患者さん，麻痺がある患者さんは失調なし（0点）と評価します．1肢を片側ととらえることのないよう注意します．また四肢すべてに失調を認めても2点です．

❷ 評価方法
　　0＝なし
　　1＝1肢のみに存在する
　　2＝2肢に存在する
　　UK＝肢切断または関節癒合で検査不能

●8：感覚
❶ 検査方法
　発症した脳卒中の感覚障害のみを評価します．できるだけ多くの身体部位で評価します．意識障害，失語症の患者さんでは疼痛刺激に対する反応や逃避反応で評価します．無反応，四肢麻痺，両側性感覚障害および昏睡は2点です．

❷ 評価方法
　　0＝正常で感覚障害なし
　　1＝軽度〜中等度の感覚障害があり，疼痛刺激で鈍く感じる
　　2＝重度もしくは完全な感覚脱失がある

> **ここがポイント：感覚の評価**
> 　刺激して感覚がない場合は，さらに強く刺激することで「1点」と「2点」を鑑別します．

●9：最良の言語
❶ 検査方法
　失語の有無と重症度を評価します．絵カード（図6A）を見せてそのなかで起きていることを述べさせます．呼称カード（図6B）では示したものの名前を言わせます．文章カード

A）絵カード（例）

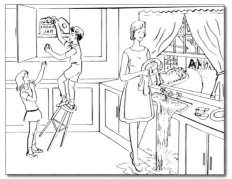

文献1より引用.

B）呼称カード（例）

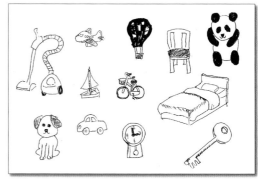

C）文章カード（例）

分かっています
地面に落ちる
仕事から家に戻った
食堂のテーブルのそば
昨夜のラジオで話しているのを聞きました

D）単語カード（例）

ママ
はとぽっぽ
バイバイ
かたつむり
とうきょう
バスケットボール

図6 「9：最良の言語」「10：構音障害」の検査で使用するカードの例
筆者が実際に診療で使用しているもの（イメージ）.

（図6C）に示した文章を読ませることにより失語症の検査を行います．気管挿管中の患者さんへは書字を指示します．昏迷状態もしくは非協力的であっても評点しますが，1aが3点の昏睡および無言あるいは1段階命令（一度に1つの動作命令）が入らない場合は3点とします．

❷ 評価方法

0 = 正常で失語はない

1 = 軽度〜中等度の失語がある．言語の流暢性あるいは理解力に何らかの障害が明らかである．話す能力や理解力は低下し会話は困難あるいは不可能である．しかし絵カード（図6A）や呼称カード（図6B）の内容に関する答えを同定することができる

2 = 重度の失語がある．会話すべてが断片的な言語表現で行われ，聞き手は理解するため推測やあたりをつけたりする必要がある．絵カードや呼称カードに関する答えを同定できない

3 = 無言，全失語で有効な音声や聴覚理解がない

ここがポイント：言語の評価

検者が患者さんの答えを理解できるか否かがポイントです．運動性失語，感覚性失語の診断にこだわらず「聴覚理解」，「答えることができるか（同定できるか）」で評点します．

●10：構音障害

❶ 検査方法

失語がなければ，単語シート（図6D）を読ませる，あるいは復唱させて話し方を判断します．重度の失語症があれば，発語の発音の明瞭さを評点します．

❷ 評価方法

0＝正常
1＝軽度〜中等度の構音障害がある．少なくとも数個の単語について発語が不明瞭であるが，やや困難を伴うものの検者は発語の内容を理解できる
2＝重度の構音障害がある．失語がなくても，あるいは失語があってその重症度以上に，検者が理解できないほど発語が非常に不明瞭．もしくは無言または構音不能状態
UN：気管挿管またはほかの物理的障壁で検査不能

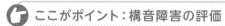

ここがポイント：構音障害の評価

失語があると状況説明や内容が不十分となりますが，構音障害の場合は内容が正常です．

●11：消去現象，注意障害

❶ 検査方法

患者さんが一側の空間を無視する症状について評価します．ここまでの検査のなかで同定できていれば判断は容易です．視覚的，皮膚への触覚あるいは聴覚的な両側同時刺激を行い，両側とも認識できるか否かで検査します．視空間刺激では，紐の真ん中を指で示す方法があります（線分二等分検査）．失語があっても両側に注意が向いているなら正常と評価します．この項目では，異常が存在するときのみ異常と評価するのであり，検査不能という判定はありません．

❷ 評価方法

0＝異常なし
1＝視覚，触覚，聴覚，空間または自己身体の注意障害，あるいは1つの感覚による両側同時刺激に対する消去現象
2＝著しい半側注意障害あるいは2種類以上の感覚による両側同時刺激に対する消去現象がある．自分の手の認識ができない，あるいは空間の一部しか注意を向けられない

ここがポイント：消去現象，注意障害の評価

両側同時刺激による検査は，両側とも刺激が認識可能であることが前提となります．また絵や言語カードで「部分的な説明にとどまる」，「文章を途中から読んでしまう」等の所見は手がかりとなります．

おわりに

　NIHSSはアルテプラーゼ静注療法の独立した転帰規定因子であり，正確に評価する意義があります[3]．ただし，簡便で優れたスケールである一方，神経症状をすべて網羅しているわけではなく，神経学的所見と同等でないことを忘れてはなりません．

引用文献

1）NIH National Institute of Neurological Disorders and Stroke：
　　https://www.ninds.nih.gov/sites/default/files/documents/NIH_Stroke_Scale_508C_2.pdf
2）Emberson J, et al：Effect of treatment delay, age, and stroke severity on the effects of intravenous thrombolysis with alteplase for acute ischaemic stroke：a meta-analysis of individual patient data from randomised trials. Lancet, 384：1929-1935, 2014（PMID：25106063）
3）中村幹昭，西山和利：ERでの診察と症候学的診断 NIHSS 20.「脳梗塞診療読本 第3版」（豊田一則／編著），pp22-28，中外医学社，2019

参考文献・もっと学びたい人のために

1）佐々木正弘，新田一也：National Institute of health Stroke Scale（NIHSS）の評価.「ISLSガイドブック2018」（日本救急医学会，他／監，「ISLSガイドブック2018」編集委員会／編），pp54-70，へるす出版，2018

Profile

池田尚人（Hisato Ikeda）
昭和大学江東豊洲病院 脳血管センター長・脳神経外科 教授
専門：脳神経外科，神経救急，脳卒中学，病態栄養学．脳神経外科と脳卒中急性期の診療を24時間体制で行っており，施設見学は随時可能です．趣味は映画鑑賞，サイクリングと旅行．和菓子，サラダと定食を愛する昭和男子です．

中村彰宏（Akihiro Nakamura）
昭和大学江東豊洲病院 脳血管センター・脳神経外科 助教

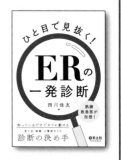

救急外来での評価④
呼吸・循環

増田　衛

① 意識障害や脳卒中を疑う患者さんの初期対応では，二次性脳損傷の発生・増悪の防止に努める

② 呼吸・循環の異常が意識障害や脳卒中様症状の原因のことがある

③ 脳卒中が原因で呼吸・循環に異常が生じることもある

④ 呼吸・循環の評価から stroke-mimics の診断につながることもある

はじめに

　脳の損傷は，一次性脳損傷と二次性脳損傷とに区別されます．一次性脳損傷は，直接的に脳組織が破壊される損傷であり，脳卒中，頭部外傷等があります．対して二次性脳損傷は，脳への直接的なダメージ以外による脳の損傷であり，原因として脳ヘルニア，脳浮腫，痙攣，低酸素血症，低血圧，高/低二酸化炭素血症，等があります．

　一次性脳損傷は，損傷自体の部位や強度により規定されるので，介入のしようがありません．しかし二次性脳損傷は，初期対応，つまり気道（airway：A）・呼吸（breathing：B）・循環（circulation：C）の評価および管理を適切に行うことにより，最低限に抑えることが可能です．

　意識障害や脳卒中を疑う患者さんの初期対応では，意識レベルや麻痺の程度といった中枢神経障害（dysfunction of central nerve sytem：D）に関する診察から始めたり，頭蓋内病変の検索のために「すぐに画像検査へ」となってしまいがちです．しかし二次性脳損傷の発生・増悪を防止するという観点からは，「A・B・Cの評価・安定化がDの評価よりも優先される」という心持ちで臨むことが大事です．このため，本稿では，「脳卒中の患者さんの呼吸・循環管理」というよりは，「意識障害や脳卒中を疑う患者さんの初期対応とし

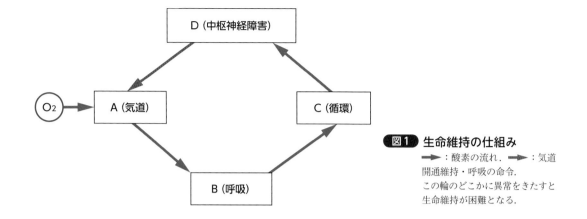

図1 ● 生命維持の仕組み
━━▶：酸素の流れ．　━━▶：気道
開通維持・呼吸の命令．
この輪のどこかに異常をきたすと
生命維持が困難となる．

ての呼吸・循環管理」という観点で記載していきます．よって，脳卒中とはジャンルの全く異なる疾患名が出てくることをご了承ください．

1 生命維持機能と脳卒中の初期対応

　図1は，生命維持の仕組みを表したものになります．青い矢印は酸素の流れを表しています．

　ヒトは，大気中の酸素を，気道（A）を通じて取り込みます．次いで呼吸（B）によって肺でガス交換を行い，酸素を血液中に取り込むと同時に血液中の二酸化炭素を除去します．そして心臓が，酸素が含まれた血液を全身へ循環（C）させます．その一部が中枢神経系（D）へ到達することで，脳は酸素を受けとり，正常な機能を維持します．

　このどの部分が障害されても，生命維持は直ちに困難になり，最終的にはDの異常に帰結します．窒息で気道が閉塞すれば（Aの異常），短時間で低酸素血症となり意識障害をきたすでしょう．間もなく心停止すらしかねません．重症の肺炎を生じて肺の機能が低下したら（Bの異常），同様に低酸素血症となり，循環が維持されていても脳への酸素供給が維持されずに意識障害をきたすでしょう．出血性ショック（Cの異常）では，低酸素"血"症にはなっていなくても，脳への血流が不足し"低酸素症"となり意識障害をきたすでしょう．「意識障害や脳卒中疑い」で診察している患者さんが，実はA，B，Cのどこかに異常があるために意識障害や脳卒中様症状を呈している，という可能性もあるのです．有名な意識障害のゴロ「AIUEOTIPS」のOの1つは低酸素，Sの1つはショックですね（表1）．

　さらに，一次性，二次性いずれであっても，脳に損傷を生じた場合，結果としての舌根沈下による気道閉塞（Aの異常），呼吸停止や徐呼吸（Bの異常），誤嚥（AやBの異常），多大な内因性カテコラミン分泌によるたこつぼ型心筋症（Cの異常），神経原性肺水腫（B，Cの異常）等が生じ，よりいっそうDの異常をきたすという悪循環に至ります．そして，さらなる二次性脳損傷が生じるというわけです．脳卒中を疑う患者さんの初期対応の主眼は，この負の悪循環を断ち切るということになります．

表1 意識障害の鑑別「AIUEOTIPS」

A	alcohol	急性アルコール中毒, Wernicke脳症
	aortic dissection	大動脈解離
I	insulin	低血糖, 糖尿病性ケトアシドーシス／高浸透圧高血糖状態
U	uremia	尿毒症
E	encephalopathy	肝性脳症, 高血圧性脳症
	endocrinopathy	甲状腺クリーゼ, 粘液水腫性昏睡
	electrolytes	電解質異常
O	oxygen	低酸素血症, CO_2ナルコーシス
	opiate or other overdose	薬物中毒
T	trauma	頭部外傷
	temperature	低体温, 熱中症
I	infection	感染症
P	psychogenic	精神疾患
S	stroke	脳出血, 脳梗塞, くも膜下出血
	seizure	てんかん
	shock	ショック

皆さんご存知のように, 脳が低酸素状態にさらされてから不可逆的な後遺症を生じるまでの時間は非常に短いので, 迅速なA, B, Cの評価と対応が重要です.

2 気道管理

気道は, 開通しているかどうかが大事です. ただ, 少しでも開通していればある程度のSpO2が維持されますが, 前述の通り, 閉塞した瞬間に短時間で急変しますので, 「SpO2が維持されていれば大丈夫」とはならない点は, まず押さえてください.

発語があれば, 気道は開通していると評価されます. しかし, 脳卒中を疑う患者さんは, 意識障害, 構音障害, 失語等, さまざまな理由で言葉を発してくれません. このため, 後述する呼吸管理同様, モニターに表示される数値だけでなく, 患者さんの十分な観察が気道管理では最も重要となります.

いびき様の音 (stridor) を生じている場合, 患者さんが吸気努力をしているのにもかかわらず胸郭が上がっていない場合 (シーソー呼吸), 補助換気をしていてバッグ抵抗を感じる場合は, 気道狭窄を疑います.

患者さんが昏睡状態であれば, 舌根沈下による気道狭窄が疑われます. 嘔吐したというエピソードがあれば, 吐物による気道狭窄も鑑別にあがるでしょう.

対応の選択肢としては, 口腔内から咽頭にかけての吸引, 頭部後屈あご先挙上等による用手的気道確保, エアウェイ (鼻咽頭または口咽頭) 挿入等が考えられます. 一連の処置

を行っても改善がない場合，また意識障害下で嘔吐をくり返して今後窒息する可能性が高いと判断した場合等は，気管挿管による気道確保が必要になります．

3 呼吸管理

　呼吸については，気道の管理同様，モニターに表示される数値だけでなく，患者さんの十分な観察も重要となります．呼吸数が表示されるモニターもありますが，振動で過大評価したり，実際には呼吸しているのにモニターが胸郭挙上を感知しないために過小評価したりと，正確性に欠けることがあります．このため，時計を見ながら「○秒間で○回胸が上がったから呼吸数は○回/分」というように，自身の目で見て評価してください．

　また，酸素化（血中の酸素の満たされ具合）に加え換気（血中の二酸化炭素の貯留具合）も大事になってきます．

1) 酸素化

　酸素化については，SpO_2の目標は92％以上とされており[2]，必要に応じ酸素投与を行います．呼吸停止，または呼吸努力が減弱している患者さんには，酸素投与をしても酸素が肺内へ到達しないので，緊急の対処としては用手補助換気，最終的には気管挿管・人工呼吸器管理が必要となりえます．酸素投与・補助換気によっても目標SpO_2に到達しない場合は，酸素化改善を目的に気管挿管・人工呼吸器管理が必要になります．なお，低酸素血症のない患者さんへのルーチンの酸素投与は，予後改善にはつながらないとされています．

2) 換気

　換気については，血液中の二酸化炭素（CO_2）分圧が重要です．脳血管は，低二酸化炭素血症では収縮し，高二酸化炭素血症では拡張します．このため前者では脳虚血を惹起し，後者では脳圧が上昇し，どちらも二次性脳損傷を生じる可能性があります．例えば，高度の意識障害の患者さんに対し「少量の酸素投与でSpO_2は92％以上を維持できているので，呼吸状態は安定」と評価したつもりが，「実は4回/分の徐呼吸であり，後で血液ガスを測ったらpH7.15，$PaCO_2$ 70 Torr，HCO_3^- 24 mmol/Lの呼吸性アシドーシスをきたしていた」という結末にもなりかねません．

4 循環管理

　循環についても，気道・呼吸の管理同様，モニターに表示される数値だけでなく，患者さんの十分な観察も重要となります．患者さんの手に触れて冷汗や冷感を認める，爪を圧迫しCRT（capillary refilling time：毛細血管再充満時間）が2秒以上である，橈骨動脈の触知が不良である，などといった所見が得られた場合，血圧の数値が保たれていたとしても末梢の循環不全が示唆され，脳への血流も十分でない可能性があります．「ショック＝組

表2 ショックの4分類

分類	原因
循環血漿量減少性ショック	出血，脱水等
心原性ショック	急性冠症候群，弁膜症，不整脈，心筋症，心筋炎等
血液分布異常性ショック	アナフィラキシー，敗血症，脊髄損傷等
心外閉塞・拘束性ショック	肺塞栓，緊張性気胸，心タンポナーデ等

織が必要としている酸素が供給されない状態」をきたしているかどうかの評価が必要です．

　ショックは主に4種類に分類されます（表2）．意識障害や脳卒中を疑う患者さんの来院時に，ショックを疑う身体所見や低血圧・徐脈を認めた場合は，まずは**表2**のいずれかが要因となっていないか，原因検索を行います．

●ショックの原因検索

　緊張性気胸の場合，特有の身体所見（気管の健側偏位，頸部や患側胸部の皮下気腫，患側の胸郭挙上・呼吸音低下等）を認めるかもしれません．敗血症であれば，高体温であったり，低血圧の割に四肢末梢はあたたかいことがあります．12誘導心電図検査を行えば，急性冠症候群，不整脈，肺塞栓，たこつぼ型心筋症等の検索ができます．

　また，エコーを行えば，多くの情報が得られます．例えばRUSH-examという方法があります（図2）．下大静脈径等から循環血漿量が推測できます．このほか，急性冠症候群（心収縮力低下や壁運動異常），たこつぼ型心筋症（壁運動異常），肺塞栓〔下大静脈径拡大，三尖弁逆流速度から推測される圧較差（TRPG）高値，D-shape〕，大動脈解離（心嚢液貯留，大動脈弁逆流，大動脈弓・腹部大動脈・頸動脈等のフラップ），体腔内の出血（胸水・腹水）等が検索できます．

　胸部ポータブルX線を行えば，気胸や心不全の鑑別ができます．

　そして，上記のような原因検索を行いつつ同時に，輸液や輸血，昇圧薬投与等によるショックの是正に努めます．静脈ラインの確保は必須ですね．

【コラム：stroke mimics】
　ところで，"stroke mimics"として知られるStanford A型大動脈解離も，解離が片側の総頸動脈〜内頸動脈に及べば，脳卒中様の症状をきたします．循環評価の際に，血圧の左右差の有無を評価することで，「脳卒中疑いだったが実は大動脈解離だった」ということに迅速に気づける可能性があるので，**ルーチンとして左右両側の血圧を測定するとよいかもしれません**．
　また大動脈解離関連では，「背部痛を伴う左片麻痺で来院した患者さん．頭部CTで出血所見なく，大動脈解離を疑い造影CTを行ったが，解離の所見がない．頭部MRIも新規梗塞の所見がない．よく聞くと『首も痛い』とのことであった．造影CT画像をよく見直すと頸椎硬膜外血腫を認めた（左側に優位に血腫が貯留していた）」という事例の経験があります．奥が深いですね．

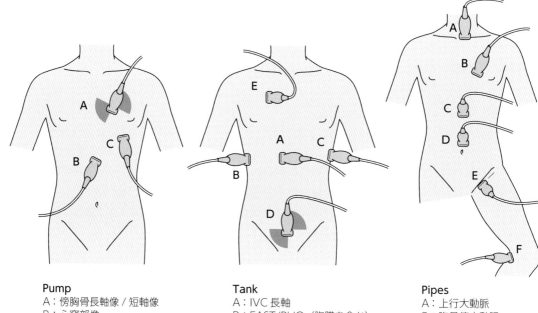

Pump
A：傍胸骨長軸像 / 短軸像
B：心窩部像
C：心尖部像

Tank
A：IVC 長軸
B：FAST/RUQ（胸膜を含む）
C：FAST/LUQ（胸膜を含む）
D：FAST, 骨盤
E：気胸, 肺水腫

Pipes
A：上行大動脈
B：胸骨傍大動脈
C：心窩部大動脈
D：腹部大動脈
E：大腿部 DVT
F：膝窩部 DVT

図2 RUSH exam
文献1より引用.
ショックの原因を Pump（心臓）, Tank（水分や出血の有無）, Pipes（血管）の3要素に分けて評価する.
FAST：focused assessment with sonography for trauma, RUQ：right upper quadrant（右上腹部）,
LUQ：left upper quadrant（左上腹部）

5 呼吸・循環のQ&A

● Q1：どの時点で脳卒中専門の先生へコンサルトすればよいですか？

まずは皆さんの所属する施設ごとに取り決めがあれば, 確認をしてください.

患者さんの来院から25分以内に画像検査終了, 45分以内に最終診断と治療方針決定, 60分以内に血栓溶解療法の適応判断が目標とされています[2].

脳卒中専門の先生がいらっしゃる施設では, 院内である程度の受け入れ態勢（プロトコル, フローチャート等）を整えているのではないでしょうか. しかし, 専門の先生が24時間常駐かどうか, 手術室やカテーテル室の稼働状態, 技師さんや看護師さんの配備等によって, 施設ごとに診療体制は大きく異なっていると思われます.

私の施設では, 脳卒中専門の先生は基本的にオンコール体制となっています. この条件でも血栓溶解療法や血栓回収の適応がある場合に1秒でも早く治療を開始するための取り決めとして, 救急隊からの情報（最終健常確認時刻, CPSS, ELVO スクリーン等）で一定の項目を満たせば, 患者来院前でも, 夜間でも, 結果が空振り（脳卒中でなかった）でも

よいので脳神経外科コンサルト，という体制となりつつあります．逆に，上記の一定の項目を満たさなければ，画像撮像後にコンサルト，というようにも取り決めが進んでいます．

脳卒中専門医が24時間常駐している施設で，一刻を争う治療の適応がある場合は，可能な限り早期のコンサルトでもよいかもしれません．常駐していない施設で，深夜帯に来院し保存加療でもよさそうな症例であれば，初期治療は当直医で行いつつ朝になったらコンサルト，とするかもしれません．

いずれにせよ，患者さんの予後を悪くしないための最善策を，普段の取り決めから講じておくことが必要かと思います．

● Q2：気管挿管は，脳卒中専門の先生が来るまで待った方がよいですか？

気管挿管を行う場合，多くは鎮静薬・鎮痛薬・筋弛緩薬等を使用するため，その後の麻痺の有無・意識レベル・瞳孔径の評価は困難となります．脳卒中専門の先生としては，気管挿管前に診察したいと思われるはずです．

しかし，「気管挿管が必要だ」と判断したということは，目の前の患者さんが二次性脳損傷をきたしうる重篤な状態にあるということです．救急外来で初療を行う立場としては，即座に行いたいところです．

その場合に忘れてはいけないのは，気管挿管前のバイタルサイン，麻痺の程度，意識レベル（JCSやGCS等），瞳孔径等を確認しておくことです．その後の意識レベルや身体所見の変化をみるためにも，気管挿管前はどうであったのかを明確に記録しておくことは不可欠です．

引用文献

1）Perera P, et al：The RUSH exam：Rapid Ultrasound in SHock in the evaluation of the critically lll. Emerg Med Clin North Am, 28：29-56, vii, 2010（PMID：19945597）
2）「ISLSガイドブック2018」（日本救急医学会，他 / 監，「ISLSガイドブック2018」編集委員会 / 編），へるす出版，2018

Profile

増田　衛（Mamoru Masuda）

前橋赤十字病院 高度救命救急センター 集中治療科・救急科
医者12年目です．日常的には救急外来，ICU，ドクターヘリ / カー，入院患者の主治医対応といった診療業務をしております．院内外の教育事業（BLS，ICLS，ISLS等）にも携わっております．また，メディカルコントロール，災害医療，コロナ禍における患者入院先調整等，医療行政にも従事しています．やらせていただいている業務の内容は幅広く奥深く，まだまだ勉強中の身です．

救急外来での評価⑤
画像診断（CT，MRI）

神德亮介

① 脳卒中診療において，CT，MRIなどの画像診断は大変重要である

② 正確な画像診断に基づく病態評価が，最善の治療を行うためのカギとなる

③ 単純CTは出血性脳卒中の診断，造影CTは出血源検索や血管評価に有用である

④ MRIは発症間もない脳梗塞の診断や血管評価，少量のくも膜下出血の検出に有用である

はじめに

　　救急外来で脳卒中診療を行ううえで，CT，MRIなどを用いた画像診断は大変重要です．急性期脳梗塞では遺伝子組み換え組織型プラスミノゲン・アクティベータ（recombinant tissue-type plasminogen activator：rt-PA，アルテプラーゼ）静注療法・経皮的脳血栓回収療法が標準治療となっており，その適応を判断するために画像診断は大きな役割を果たします．また出血性脳卒中である脳内出血やくも膜下出血においても血腫の局在，出血原因の特定，手術適応の判断において画像診断は欠かすことができません．加えて脳卒中診療では時間との闘いという面もあり，可能な限り早く正確な診断を行う必要があります．本稿では救急外来での脳卒中診療における画像診断のポイントについて解説します．

> **ここがポイント**
>
> 　画像診断を迅速に行うことは重要であるが，その前にAirway（気道），Breathing（呼吸），Circulation（循環）を安定化させることが必須である！ 画像検査中のABC破綻による二次性脳損傷は防がなければならない！
> 〔「救急外来での評価④ 呼吸・循環」（p.2311）参照〕

1 脳梗塞の画像診断

　救急外来では初期評価，バイタルサインの安定化，血液検査を行った後に画像検査を行います．施設により方針の違いはありますが，ここでは単純CT，MRIの順に行う例を示します．

1）単純CT

　脳梗塞の画像診断として，まず単純CTを実施します．ここでは出血性脳卒中や脳卒中以外の疾患との鑑別を行います．脳梗塞が疑われる場合では，早期低吸収性変化（early CT sign）や主幹動脈閉塞を示唆するhyperdense MCA signの有無を見極めます．これらのサインが認められた場合は単純CTのみでもおおむね診断が可能です．

❶ 早期脳虚血変化 (early CT sign)

　灰白質の軽微な吸収値低下と大脳皮質の軽微な腫脹に伴う変化を捉えたもので，レンズ核の不明瞭化，島皮質の不明瞭化，皮髄境界の不明瞭化，脳溝の消失などがあります[1, 2]．図1に示すASPECTSを用いて初期の脳虚血性変化を評価することが一般的です[3]．

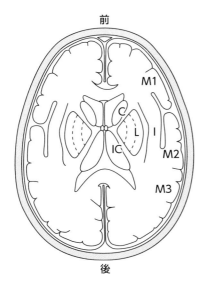
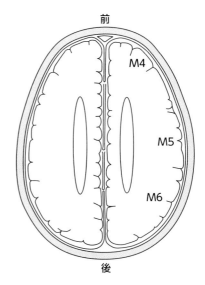

図1 Alberta Stroke Programme Early CT Score（ASPECTS）

軸位断で視床と大脳基底核が確認できるスライス（A），およびその頭側のスライス（B）で判定．
中大脳動脈（MCA）の灌流領域を下記10カ所に分類し，各部位に脳虚血性変化を認めた場合に1点ずつ減点して評価算出する方法．すなわち全く脳虚血性変化がない場合のASPECTSは10となり，点数が低いほど脳虚血性変化が広範であることを意味する．
C：尾状核，I：島皮質，L：レンズ核，IC：内包
M1：MCA領域前方の皮質，M2：島皮質側方の皮質，M3：MCA領域後方の皮質，M4：M1直上領域の皮質，M5：M2直上領域の皮質，M6：M3直上領域の皮質．
文献3より引用．

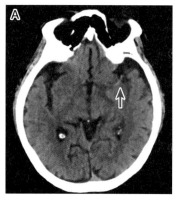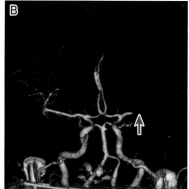

図2 単純CTにおける hyperdense MCA sign と CT angiography（CTA）

A）hyperdense MCA sign を ➡ で示す．左中大脳動脈に一致した部位に高吸収性変化あり．
B）同症例のCTAを示す．hyperdense MCA sign に矛盾しない左中大脳動脈M1部の閉塞
（➡）が認められる．

❷ hyperdense MCA sign

単純CTでみられる中大脳動脈（middle cerebral artery：MCA）内の血栓に伴う閉塞を反映した高吸収性変化です（図2）[4]．アルテプラーゼ静注療法・経皮的脳血栓回収療法など，再開通療法の適応となる主幹動脈閉塞の可能性を示す重要な所見です．

2）MRI

単純CTにて出血性脳卒中が否定された場合，引き続いてMRIを実施します．特に脳梗塞診断では拡散強調画像（diffusion weighted imaging：DWI），fluid attenuated inversion recovery（FLAIR），MR angiography（MRA）が重要です．

❶ DWI（図3A）

水分子の拡散運動（ブラウン運動）を画像化したものです．急性期梗塞巣では細胞浮腫が起こり，水分子の拡散が低下します．DWIは同部位を高信号域（陽性）として描出する撮像法で，急性期脳梗塞の検出に有用です．図1で示したASPECTSと同じ要領で，DWI陽性領域を減点して評価算出するDWI-ASPECTS[5]，深部白質も評価部位に加えて11点からの減点で評価算出するASPECTS＋W[6]も広く用いられています．

❷ FLAIR（図3B）

水や脳梗塞を高信号として描出するT2強調画像において，正常な水（脳脊髄液）を低信号で表した画像です．急性期脳梗塞では高信号となりますが，DWIよりは変化が出るのが遅いです．これを利用して，発症時間不明の脳梗塞において，DWIが陽性であってもFLAIRが陰性（DWI/FLAIRミスマッチ陽性）である場合は発症から4.5時間以内であると推定され，アルテプラーゼ静注療法の適応となる可能性があります[7]．また末梢血管に一致してみられる血管のFLAIR高信号性変化をhyperintense vessels sign（HVS）と呼び，血流遅

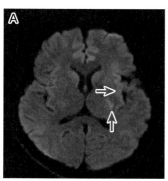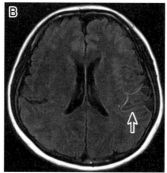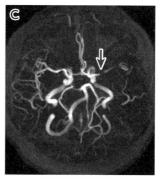

図3 左中大脳動脈M1部狭窄症例のMRI所見

A）DWI陽性領域を➡で示す．IC：内包とI：島皮質が陽性でDWI-ASPECTSは8.
B）FLAIR：HVSを➡で示す．
C）MRAでは左中大脳動脈M1近位部の高度狭窄病変（➡）を認める.

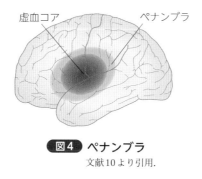

虚血コア　　　　ペナンブラ

図4 ペナンブラ

文献10より引用.

延を示唆する所見とされています[8]．HVSの陽性所見は近位主幹動脈の閉塞や狭窄と関連します.

❸ MRA〔time of flight (TOF)〕法（図3C）

　　周囲の組織より動きのある血流が連続励起パルスの影響を受けないことを利用し，血流のある領域を周囲の組織とコントラストをつけることで血管を描出する撮像法です．脳主幹動脈閉塞や狭窄の有無を評価する際に有用です．筆者の施設では頭蓋内に加えて大動脈弓〜頸部血管のMRAも実施しており，塞栓源の検索や経皮的脳血栓回収療法を実施する際のアクセスルートの評価を行っています.

※CT angiography (CTA)，CT perfusion (CTP) による脳梗塞急性期の画像診断

　　施設によっては単純CT検査の後，脳主幹動脈病変が疑われた場合にCTA，CTPを実施する場合もあります．CTAではMRAと同じく脳主幹動脈病変の有無，CTPでは灌流を評価することで救済不能な脳梗塞（虚血コア）と機能障害はあるものの早期に血流再開すれば回復する領域（ペナンブラ）を迅速に判断することができます（図4）．虚血コアとペナンブラの比（ミスマッチ比）が大きい症例では再開通療法の有効性が高いと考えられます（図5）[9].

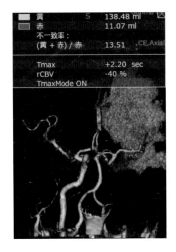

図5 **左内頸動脈閉塞症例のCTA，CTP**
解析プログラムによる差異があるが，ここでは対側との比較で，time-to-maximum：Tmaxが2.2秒以上遅延している領域を灌流遅延領域（ペナンブラ：黄色），局所脳血液量（regional cerebral blood volume：rCBV）が40％以上低下している領域を局所脳血液量低下領域（虚血コア：赤色）で表現している．本症例ではミスマッチ比が13.51と非常に大きく，再開通療法の有効性が高いと考えられた．

> 🖐 **ここがポイント**
> ……………………………………………………………………………………………………
> 　ブレのない全シークエンスを含めたCT，MRIを撮像できれば理想的であるが，時間的制約や撮像中の患者さんの体動が問題となることも多い．そうした場合は診断に必要最低限のシークエンスに絞るなど，臨機応変な対応も重要である！

2 脳内出血の画像診断

　脳内出血においても救急外来にてバイタルサインの安定化，初期評価を行った後に画像検査を行うところは同様です．脳内出血の単純CT，CTAについて示します．

1）単純CT

　単純CTでは脳内出血は高吸収性変化として描出され，血腫の局在，量を迅速に診断することができます．特に血腫量が多く脳幹の圧迫や脳室拡大をきたしている場合は切迫脳ヘルニアと考えられ，緊急性が高い状態です（図6A）．

2）CTA

　単純CTで脳内出血を認めた場合，筆者の施設では簡易クレアチニン測定で著明な腎機能低下がなければ出血源検索を目的にCTAを実施します（図6B）．出血源の同定は今後の治療方針の決定，特に血腫除去手術を実施する場合において重要となります．

> 🖐 **ここがポイント**
> ……………………………………………………………………………………………………
> 　脳内出血のリスク因子が少ない患者さん（例えば若年，高血圧の既往がない）では出血原因として何らかの血管奇形が存在している可能性が高く，CTAあるいはMRIによる血管評価が重要！

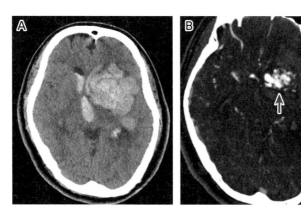

図6 脳内出血（左基底核）症例の単純CT，CTA

A) 単純CT：左基底核に正中偏位，脳室穿破を伴う脳内出血を認める．緊急で減圧手術が必要な状態（切迫脳ヘルニア）．

B) CTA：左基底核に脳動静脈奇形（➡）を認め，出血源と考えられた．本症例では発症当日は開頭減圧術のみを実施，後日に脳動静脈奇形に対する治療を実施した．

3 くも膜下出血の画像診断

　　典型的なくも膜下出血では，脳梗塞，脳内出血と異なりいわゆる脳局所の症状（片麻痺や失語など）は呈さず，激しい頭痛や嘔気，ときに意識障害を認めることが多いです．一方でほぼ無症状のこともあります．

　　くも膜下出血は単純CTで診断することができます．しかし出血が少量の場合，時間が経過していた場合などは単純CTで判別しにくいことがあるため注意が必要です．単純CTで判別しにくい場合はMRIのFLAIRによる診断が有効です．くも膜下出血と診断した場合，引き続いてCTAや脳血管撮影を実施し出血源の検索を行います．

1) 単純CT

　　単純CTでは通常脳脊髄液が循環するため低吸収に描出される脳底槽やシルビウス裂などのくも膜下腔が高吸収に描出されます（図7A）．

2) CTA

　　単純CTでくも膜下出血を認めた場合，筆者の施設では出血源検索を目的にCTAを実施します．くも膜下出血の出血原因は脳動脈瘤の破裂であることが多いです．時折動脈瘤が複数存在し，どれが破裂したのか判断に迷うことがあります（図7B, C）．このような場合は血腫の局在（破裂した動脈瘤の周囲の血腫が厚いことが多い）や破裂リスク因子〔動脈瘤の局在，サイズ，ブレブ（不整な膨み）を有するかどうか〕[11]などを総合的に判断して，破裂した動脈瘤の推定をしています．

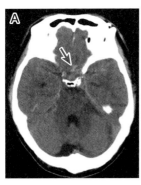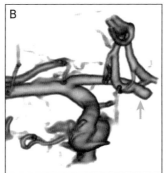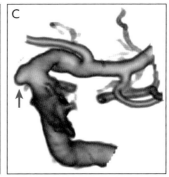

図7 動脈瘤を複数有するくも膜下出血症例の単純CT，CTA

A）単純CT：脳底槽，大脳半球間裂（➡）に広がるくも膜下出血を認める．
B）CTA①：前交通動脈に動脈瘤（➡）を認める．
C）CTA②：左内頸動脈に動脈瘤（➡）を認める．
本症例では大脳半球間裂（前交通動脈瘤に近い部位）の血腫が厚いこと，自然歴から前交通動脈瘤の方が破裂の確率が高いことを総合的に判断し，前交通動脈瘤が破裂したものと診断した．

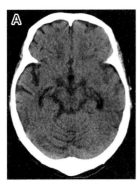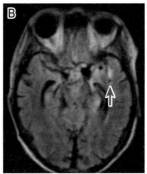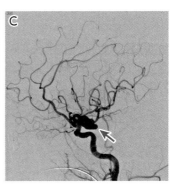

図8 少量くも膜下出血症例のCT，MRI（FLAIR），脳血管撮影（左内頸動脈撮影側面像）

軽微な頭痛を主訴に来院された成人女性例．頭部CT（A）では有意な出血所見はないと判断したが，病歴からやはりくも膜下出血が疑われたためMRIも実施した．FLAIR（B）で左シルビウス裂に少量のくも膜下出血を認めた（➡）．脳血管撮影（C）では左内頸動脈瘤（➡）を認めた．本症例では同動脈瘤の破裂と診断した．

3）MRI

　　筆者の施設では，単純CTで判別しにくいものの病歴からくも膜下出血が否定できない場合にMRIを実施しています（図8）．少量のくも膜下出血もFLAIRで高信号として描出され，診断に有用です．またMRAも施行することで，出血源の同定まで可能な場合もあります．

4 画像診断のQ&A

●Q：CTやMRIが使えない環境での脳卒中疑い患者さんへの対応はどうすればよいですか？

　　CTやMRIが使えない環境では正確な診断を下すことはできません．しかしこれまで学

習した通り，バイタルサイン（呼吸状態，血圧，脈不整の有無など），神経症状（意識レベル，頭痛の有無，脳皮質症状の有無，片麻痺の有無など）から，ある程度の病型の推測や緊急性を有するかどうかの判断をすることは可能です．緊急性ありと判断した場合には，専門的な脳卒中診療が可能な施設への転送を準備しましょう．転送するかどうか迷った場合には**オーバートリアージでも構わない**と思います．

おわりに

　画像診断が脳卒中診療において大変重要なのは間違いありませんが，それがすべてではありません．画像所見のみではなく，**病歴や神経症状もあわせて評価すること**で，より正確な画像診断を行うことができると考えます．

引用文献

1）Tomura N, et al：Early CT finding in cerebral infarction：obscuration of the lentiform nucleus. Radiology, 168：463-467, 1988（PMID：3393665）

2）Truwit CL, et al：Loss of the insular ribbon：another early CT sign of acute middle cerebral artery infarction. Radiology, 176：801-806, 1990（PMID：2389039）

3）Barber PA, et al：Validity and reliability of a quantitative computed tomography score in predicting outcome of hyperacute stroke before thrombolytic therapy. ASPECTS Study Group. Alberta Stroke Programme Early CT Score. Lancet, 355：1670-1674, 2000（PMID：10905241）

4）Leys D, et al：Prevalence and significance of hyperdense middle cerebral artery in acute stroke. Stroke, 23：317-324, 1992（PMID：1542889）

5）Barber PA, et al：Imaging of the brain in acute ischaemic stroke：comparison of computed tomography and magnetic resonance diffusion-weighted imaging. J Neurol Neurosurg Psychiatry, 76：1528-1533, 2005（PMID：16227545）

6）Kawano H, et al：Modified ASPECTS for DWI including deep white matter lesions predicts subsequent intracranial hemorrhage. J Neurol, 259：2045-2052, 2012（PMID：22349869）

7）「脳卒中治療ガイドライン2021〔改訂2023〕」（日本脳卒中学会脳卒中ガイドライン委員会/編），協和企画，2023

8）Kamran S, et al：Significance of hyperintense vessels on FLAIR MRI in acute stroke. Neurology, 55：265-269, 2000（PMID：10908902）

9）井上 学：急性期CT/MRI造影灌流画像による再灌流療法の適応．脳卒中，41：52-57, 2019

10）「PT・OT ビジュアルテキスト 神経障害理学療法学」（潮見泰藏/編），羊土社，2018

11）Morita A, et al：The natural course of unruptured cerebral aneurysms in a Japanese cohort. N Engl J Med, 366：2474-2482, 2012（PMID：22738097）

Profile

神徳亮介（Ryosuke Shintoku）

群馬大学大学院医学系研究科 脳神経外科学分野
脳卒中急性期治療全般に携わっており，特に脳梗塞急性期の再開通治療に力を注いでおります．

脳卒中の治療方針の考え方

清水立矢

①出血性脳卒中の緊急性は頭蓋内圧に依存する．重度意識障害例は1分でも早い減圧が必要

②主幹動脈閉塞による脳梗塞は血管内治療が重要．発症時間不明でも治療の対象となりうる

③抗血小板薬2剤併用療法は1カ月までに

はじめに

　　脳卒中には，高度の意識障害を呈する緊急度・重症度ともに高い症例から，無症候性に近い症例までさまざまな症例が存在します．本稿では，脳卒中の専門医はどのような点に注目して治療方針を決定しているのかを解説していきます．

症例

　次の3症例が同時に救急外来にいた場合，どの症例から治療するのがよいでしょうか？
【症例1（図1）】30歳代女性．くも膜下出血．JCS 10，2時間前に発症．
【症例2（図2）】70歳代男性．脳梗塞，左内頸動脈閉塞．JCS 3，1時間前に発症．右半身麻痺，失語（NIHSS 17点）．
【症例3（図3）】60歳代男性．左脳内出血．JCS 200，30分前に発症．右半身完全麻痺．

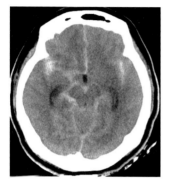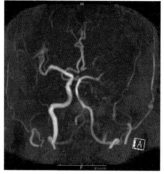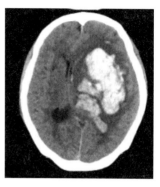

図1 症例1：頭部単純CT　**図2** 症例2：頭部MRA　**図3** 症例3：頭部単純CT

　このような状況には遭遇したくないですね．同時に治療できるチーム力があれば，それに越したことはありませんが，順番を選択しなければならない状況という前提です．

　基本的に生命の緊急度は意識障害の程度によります．つまり，最も急ぐのは**症例3**の切迫脳ヘルニアを呈している患者さんです．1分でも早く頭蓋内圧を下げる必要があります．では，次はJCS 10の**症例1**かというとそうではなく，**症例2**の脳梗塞・内頸動脈閉塞の患者さんになります．生命の緊急度は低くても，失語と右半身麻痺を生じており神経学的重症度は高いからです．数時間以内に血管内治療による血栓回収を行えれば症状の改善が期待できます．**症例1**のように比較的軽症のくも膜下出血は数日待機することも可能となります．

　このように脳卒中の治療方針決定には生命の緊急度と神経学的重症度の両方がかかわってきます．以後，各疾患について解説していきます．

1 脳梗塞の治療方針

　脳梗塞では，発症超急性期と亜急性期以降で治療の目標が異なります．前者は，救済可能な領域（ペナンブラ）がどれだけあるか評価しそれに対する治療を考えます．後者では，進行や再発の予防，合併症対策を考えます．

1）脳梗塞超急性期

　発症から4.5〜6時間程度を超急性期と考えます．この時間内では，rt-PA静注療法や血管内治療の適応となる可能性が高いことを念頭に，迅速に鑑別を進めます．なお，発症時間不明の症例や発症6時間を過ぎた症例も画像評価により血管内治療の適応となることがあります．あらかじめ血管内治療を担当する科の医師に連絡しておくとよいでしょう．

　まず，バイタルサインの測定，意識障害の程度，神経所見の評価を行います．共同偏視，失語，空間無視などの「皮質症状」がある場合は，主幹動脈病変で血管内治療の適応となる確率が高まります．モニター上，心房細動があれば心原性脳塞栓症を疑います．JCS Ⅲ桁以上の意識障害では脳底動脈病変を疑います．

　次に，画像評価に移ります．頭部単純CTで出血が否定された場合，そのまま造影CT（CT angiographyもしくはCT perfusion）での評価を行うか，MRIを行います．筆者の施設では前記の皮質症状があり（ELVOスクリーン陽性），発症16時間以内であればCT perfusionでの評価を行い，それ以外ではMRIで評価することにしています．画像評価については前稿〔「救急外来での評価⑤ 画像診断（CT，MRI）」（p.2318）〕に譲りますが，ペナンブラが広範に存在すると判定されれば迅速に血管内治療を行います．

❶ 血管内治療（血栓回収療法）

　内頸動脈，中大脳動脈近位部，脳底動脈などの主幹動脈閉塞が認められれば血管内治療の適応となります（図4）．可能な限り早期の再開通が望ましいので，診断前の段階から治療医と連絡をとります．現在この領域は数年ごとにエビデンスが書き換わるホットな領域です．「脳卒中治療ガイドライン2021」で，推奨度A（行うよう強く勧められる），推奨度B（行うことは妥当である）とされている血栓回収療法の適応が以下になります．

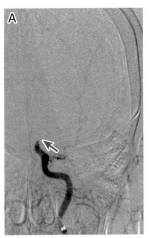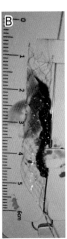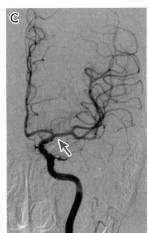

図4　血管内治療（血栓回収療法）
A）左内頸動脈撮影で内頸動脈終末部閉塞を認める．B）ステントリトリーバーで回収された血栓．C）血栓回収後の内頸動脈撮影．

① 内頸動脈または中大脳動脈 M1 部の急性閉塞で，発症 6 時間以内 （推奨度 A）
② 内頸動脈または中大脳動脈 M1 部の急性閉塞で，画像評価で広範なペナンブラがある
　と判定した場合で発症 6 ～ 16 時間 （推奨度 A），または 16 ～ 24 時間以内 （推奨度 B）
③ 内頸動脈または中大脳動脈 M1 部の急性閉塞で，画像評価で広範な虚血 （ASPECTS
　3 ～ 5 点） がある発症 24 時間以内の症例 （推奨度 B）
④ 脳底動脈の急性閉塞で，NIHSS 10 点以上，後方循環 ASPECTS （図 5） が 6 点以上で，
　発症 24 時間以内の症例 （推奨度 B）

　③と④は最新の 2023 年の改訂で追加されています[1].
　心原性脳塞栓症による閉塞では 9 割近い症例で有効な再開通が得られますが，アテローム血栓性脳梗塞や中大脳動脈分岐部以降（M2 以降）の閉塞では再開通率が下がり，治療での出血性合併症が増えることが知られており，治療適応の判断材料となります.

❷ アルテプラーゼ （rt-PA） 静注療法

　現在では主幹動脈閉塞では治療の主役の座を血管内治療に譲った感がありますが，比較的軽症の症例や，末梢血管閉塞の症例では重要な治療法です. 発症 4.5 時間以内の投与が原則ですが，発症時間不明の場合は，MRI の拡散強調画像の虚血変化が FLAIR 画像で明瞭でない場合（DWI/FLAIR ミスマッチ陽性）に，発症 4.5 時間以内の可能性が高いとされ，低い推奨度ながら rt-PA 静注療法を考慮してもよいとされます. 使用にあたっての禁忌項目，慎重投与項目が多数定められていますので，病歴と採血項目に不備がないかチェックするようにしてください（最近の手術 / 外傷 / 脳梗塞，抗凝固薬の内服，血糖，血小板，PT-INR，APTT など）[3].

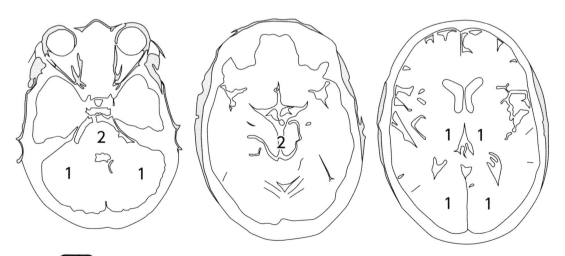

図5 後方循環 ASPECTS
10 点満点で，初期虚血変化を認める場合減点する（10 点：正常，0 点：全領域に虚血変化あり）. 図中のように，左右の視床，小脳，後大脳動脈領域（各 1 点），中脳，橋（各 2 点）と配分されている.
文献 2 より引用.

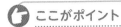

> **ここがポイント**
> 発症時間不明や発症から4.5時間が過ぎていても血管内治療の適応となることがある！

2) 脳梗塞亜急性期以降

　超急性期の血管内治療とrt-PA静注以外は，基本的に進行予防の治療となります．心原性脳塞栓症かそれ以外（アテローム血栓性脳梗塞，ラクナ梗塞）かで使用薬剤が異なります．前者は抗凝固薬〔ヘパリンや直接作用型経口抗凝固薬（direct oral anticoagulant：DOAC）〕の投与，後者は抗血小板薬投与が基本になります．

　特に最近は，抗血小板薬2剤併用療法（dual antiplatelet therapy：DAPT）が急性期の進行再発予防に効果的とされています．症状が消失して画像上も脳梗塞が認められない一過性脳虚血発作（transient ischemic attack：TIA）でも同様の介入が検討されます．特にABCD^{2}スコア4点（7点満点中）以上の患者さんがハイリスクです（表1）．ただし，1カ月を超えるDAPTは，出血リスクが再発予防のメリットを上回るため推奨されません．

　外科的には，頸部内頸動脈狭窄が原因となる脳梗塞の慢性期の再発予防には，頸動脈内膜剥離術や頸動脈ステント留置術が考慮されます．

表1 ABCD^{2}スコア

		項目	スコア
A	age（年齢）	60歳以上	1
		60歳未満	0
B	blood pressure（血圧）	収縮期血圧 ≧ 140 mmHg and/or 拡張期血圧 ≧ 90 mmHg	1
		その他	0
C	clinical feature（臨床症状）	片麻痺	2
		麻痺を伴わない構音障害	1
		その他	0
D	duration of symptom（持続時間）	60分以上	2
		10～59分	1
		10分未満	0
D	diabetes（糖尿病）	あり	1
		なし	0
合計			7

TIAを発症した人が2日以内に脳梗塞へ進展するリスクの評価スコア．合計0～7点で評価する．2日以内に脳梗塞へ進展するリスクは，スコア0～3点で1.0％，4～5点で4.1％，6～7点で8.1％．
文献4より引用．

抗血小板薬2剤併用療法
・アスピリン腸溶錠（バイアスピリン®）1回100 mg　1日1回
・クロピドグレル（プラビックス®）1回75 mg　1日1回
数日間（長期投与せず早期に専門医受診を指示）

> 🔖 **ここがピットフォール**
> ....
> 1カ月を超えるDAPTは出血性合併症のリスクを上げる！

Q. 麻痺はあるのですがMRIでは異常がないように見える患者さんを帰宅させてもよい
です か？

A. 「危険です．超急性期の脳梗塞では拡散強調画像でも梗塞巣が描出されないことがあります．
また，脳梗塞の多くの患者さんは数日以内に症状の進行・悪化をきたすことがあります．
入院を強くお勧めします」

---

2 脳内出血の治療方針

　　脳内出血は脳実質の破壊性病変のため，脳梗塞で認められるペナンブラが少ない疾患で
す．つまり，手術で血腫を除去しても神経学的な症状改善に直接つながらないことが多い
です．そのため，治療の主眼は「救命」になります．

1）手術適応

❶ 絶対的な手術適応

　　前出の**症例3**のように切迫脳ヘルニアを呈する症例は絶対的な手術適応です．最も重要
な判断基準は意識障害です．JCS 30（GCS 8点）より悪い症例は緊急手術です．ただし，脳
幹出血は（視床出血が完全に中脳に及んだ場合も）手術のメリットがなく，手術適応にはな
りません．その他の出血部位で高度の意識障害を呈している症例は，おそらく高い脳圧と
なっています．頭蓋内圧と血圧が釣り合えば出血は止まりますが，それは脳循環停止＝全
脳虚血を意味します．1分でも早く減圧をしなければなりません．

　　マンニトール急速静注はわずかな時間稼ぎにはなりますが，手術（もしくは開頭）によ
る減圧が必須です．筆者の施設では「グレードA」の宣言により最優先で手術が可能な体
制を，麻酔科医・手術室スタッフと協力して整えています．

　　マンニトール（20％マンニットール注射液）300 mL　急速静注

❷ 相対的な手術適応

　　切迫脳ヘルニアにまでは至っていなくても，今後脳浮腫が進行してきた場合に症状が悪
化し離床・リハビリテーションが遅れると予想される症例や比較的手術リスクの低い皮質

下出血では手術を行うことがあります．最近は穿頭や小開頭で行える内視鏡的血腫除去術が普及してきています．

2) 保存的治療

緊急手術となる症例以外の大多数の脳内出血症例は，保存的に加療することになります．

❶ 血圧管理

収縮期血圧140 mmHg未満を目標に低下させることが推奨されています[1]．ニカルジピン，ジルチアゼムなどが使用されます．

> ・ニカルジピン（ペルジピン®注射液）10～30 µg/kgで静注，または2～10 µg/kg/分で持続点滴
> ・ジルチアゼム（ヘルベッサー®注射用）10 mgを1分で静注，または5～15 µg/kg/分で持続点滴

❷ 抗血栓療法に対する中和薬

抗血栓療法中の脳内出血症例では，下記のように内服中の薬に応じた中和薬の投与が考慮されます．ただし，非常に高額な薬剤ですので（オンデキサ® 880 mgで150万円ほど），使用にあたっては担当上級医とよく相談検討してください．

> ・ワルファリン内服中：プロトロンビン複合体製剤（ケイセントラ®）
> 25単位/kg　静注（PT-INRが2.0～4.0の場合の投与量）
> ・ダビガトラン内服中：イダルシズマブ（プリズバインド®）1回5 gを急速静注
> ・第Ⅹa因子阻害薬（リバーロキサバン，アピキサバン，エドキサバン）内服中：
> アンデキサネット アルファ（オンデキサ®）400 mgを30 mg/分の速度でボーラス投与後，480 mgを4 mg/分の速度で2時間静脈投与
> （最終内服から8時間以上経過している場合の投与量．内服後の経過時間や第Ⅹa因子阻害薬の種類によって投与法が異なるため添付文書で確認しておくこと）

ちなみに抗血栓薬を服用しておらず，血液凝固系にも異常を認めない症例に対する止血薬（トラネキサム酸や遺伝子組み換え凝固第Ⅶ因子など）の投与は推奨されません．

❸ 抗浮腫・脳圧管理

高い推奨度ではありませんが，高張グリセロールやマンニトールが脳浮腫に対して投与されます．副腎皮質ホルモンは推奨されません．このほか，比較的簡易な方法として頭部・上半身を30°程度挙上することを考慮してもよいでしょう．

表2 くも膜下出血の重症度：WFNS分類

重症度	GCS	局所神経症状
グレードⅠ	15	なし
グレードⅡ	14〜13	
グレードⅢ		あり
グレードⅣ	12〜7	不問
グレードⅤ	6〜3	

文献5より引用.

3 くも膜下出血の治療方針

出血により脳圧が上昇するという点で，重症例に対する緊急度はくも膜下出血も脳内出血も共通しています．大きく異なるのは，くも膜下出血では動脈瘤が出血源となり，再出血が起こりやすいという点です．この動脈瘤の処置（＝再出血の防止）の難易度が治療方針に大きくかかわります．動脈瘤の評価のため，造影CT angiography（CTA）や脳血管撮影が行われます．

くも膜下出血の重症度は，くり返しになりますが意識障害の程度で決まります．世界脳神経外科学会連合（WFNS）による重症度分類が使用されます（表2）．以下，軽症と重症に分けて解説します．

1) 軽症くも膜下出血

❶ 急性期管理と予後

WFNSグレードⅠ，Ⅱの軽症例は，動脈瘤破裂直後には脳圧が上昇したはずですが，救急外来では改善している状態と考えられますので，一刻を争う緊急手術は必要ありません．収縮期血圧120〜160 mmHg以下を目標に降圧します．鎮痛・鎮静も推奨されますが，薬剤投与前に意識レベルを必ず確認してください．

WFNSグレードⅠの患者さんの予後は，退院時に自立している状態（modified Rankin Scale 0〜2）が85％，WFNSグレードⅡで68％と報告されています[6]．

❷ 手術（再破裂予防）

囊状動脈瘤（大多数を占める）が確認された場合，コイル塞栓術や開頭クリッピング術が行われます．解離性動脈瘤（紡錘状のことが多い）などでは，瘤のみの治療が困難で親血管を含む治療（＝親動脈塞栓術）となります．必要に応じてバイパスを併用します．破裂急性期の保険適用はありませんが，頭蓋内ステントを用いた特殊治療を要することもあります．

2）重症くも膜下出血

　重症くも膜下出血の予後は不良で，特にWFNSグレードⅤの患者さんでは，死亡率65％，社会復帰できる方は9％程度に過ぎないとされます[6]．このため最重症の患者さん（自発呼吸停止，両側瞳孔が散大など）では手術適応がなく，「看取り」となることがあります．

　それよりはやや軽症で，血腫を伴うくも膜下出血の症例，切迫脳ヘルニアの症例は「グレードA」で開頭手術に向かう必要があります．ただし，手術の最後には出血点である動脈瘤の処置が必要となります．手術室へ搬入前にCTAを撮影し画像解析と並行して開頭術を行う緊迫した状況になることがあります．

 ここがポイント

　意識障害重度の脳内出血やくも膜下出血の症例は緊急手術！ 1分でも早く脳圧を下げる必要あり！ ただし血管の評価が必要！

■ おわりに

　脳卒中患者さんの予後は，初発時の重症度と初期治療の成否にかかっています．時間を選ばずに発症し，迅速な判断と対応を求められるため，医療者に多大なストレスがかかります．しかし，患者さんの症状が改善したときに得られる喜びも大きなものがあります．本稿が，読者の皆さんの脳卒中診療に対する理解を深める一助となれば幸いです．

■ 引用文献

1）「脳卒中治療ガイドライン2021〔改訂2023〕」（日本脳卒中学会脳卒中ガイドライン委員会／編），協和企画，2023
　　↑脳卒中治療に携わる方，必携の書です．ご一読を．
2）Puetz V, et al：Extent of hypoattenuation on CT angiography source images predicts functional outcome in patients with basilar artery occlusion. Stroke, 39：2485-2490, 2008（PMID：18617663）
3）日本脳卒中学会 脳卒中医療向上・社会保険委員会静注血栓溶解療法指針改訂部会：静注血栓溶解（rt-PA）療法 適正治療指針 第三版．2019
　　https://www.jsts.gr.jp/img/rt-PA03.pdf
4）Johnston SC, et al：Validation and refinement of scores to predict very early stroke risk after transient ischaemic attack. Lancet, 369：283-292, 2007（PMID：17258668）
5）Report of World Federation of Neurological Surgeons Committee on a Universal Subarachnoid Hemorrhage Grading Scale. J Neurosurg, 68：985-986, 1988（PMID：3131498）
6）「脳卒中データバンク2015」（小林祥泰／編），pp156-161，中山書店，2015

Profile

清水立矢（Tatsuya Shimizu）

群馬大学医学部 脳神経外科 講師
脳卒中治療の直達術と血管内治療の二刀流をライフワークに取り組んでいます．日本人の国民病といえる脳卒中と一緒に戦ってくれる仲間を求めています．お近くの脳神経外科にアクセス！

脳卒中患者に対する全身管理

本多　満

① 脳卒中の全身管理は二次性脳損傷を引き起こす要因をターゲットにする

② 脳卒中の全身管理は，primary surveyの順に則り評価をして，実施する

③ 呼吸・循環管理に引き続き，水分バランス，体温，頭蓋内圧，血糖，電解質，痙攣に介入する

④ 脳卒中の栄養管理はいまだ確定的ではないが，早期からの経腸栄養が必要であると考えられる

⑤ 重症度が増すにつれて多くのモニタリングが必要となり，重症患者には神経集中治療が必要となる

はじめに

　　神経疾患の治療および管理に際して，外傷や虚血などによる脳組織そのものの損傷である一次性脳損傷に対してではなく，一次性脳損傷後に起きてくる二次性脳損傷を最小限にすることが，頭部外傷と同じく脳卒中においても最大の目標となっています．この一次性脳損傷後に起きる全身性因子および頭蓋内因子による二次性脳損傷の発現の最小限化が，脳卒中診療のターゲットになります（図1）．救急診療のABCDEアプローチにおけるA（気道）・B（呼吸）・C（循環）による安定化を優先的に行うことはいうまでもありませんが，これに関しては他稿〔「救急外来での評価④ 呼吸・循環」（p.2311）〕を参照ください．本稿では気道・呼吸・循環以外の，二次性脳損傷の原因となる全身性因子である水分バランス，電解質異常，体温，および血糖，頭蓋内因子である頭蓋内圧とてんかんに関して解説します．また，全身管理として栄養管理に関しても言及します．診療の手順の流れと全身管理に関する対応を示します（図2）．

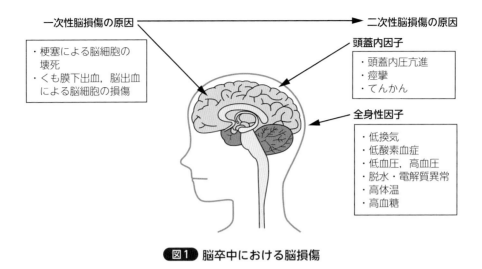

一次性脳損傷の原因 ──────────────→ 二次性脳損傷の原因

一次性脳損傷の原因
- 梗塞による脳細胞の壊死
- くも膜下出血, 脳出血による脳細胞の損傷

頭蓋内因子
- 頭蓋内圧亢進
- 痙攣
- てんかん

全身性因子
- 低換気
- 低酸素血症
- 低血圧, 高血圧
- 脱水・電解質異常
- 高体温
- 高血糖

図1 脳卒中における脳損傷

1 水分バランス

脳卒中では循環管理が重要であり, その目標は酸素化された血液を脳に運搬することです. そのためには血圧のみではなく心拍出量の維持も重要です. このことからも, 水分バランスに注意を払うことが必要です. 特に, 脳卒中においては頭蓋内圧亢進の際に浸透圧利尿薬を投与することが多く, 結果としてhypovolemia（循環血液量減少）になり, 心拍出量の低下をきたして脳循環が低灌流となることがあります.

現在, 脳血流および脳の酸素化を適切にモニタリングできる機器は少ないために, 脳卒中疾患において適切な輸液管理を行うのは難しいですが, 国内外の脳卒中の診療ガイドラインにおいてはhypovolemia も hypervolemia（循環血液量増加）も推奨されず, normovolemia（循環血液量正常）での管理が推奨されています[1~3]. 基本的には晶質液を選択しますが, くも膜下出血においては高用量アルブミンを使用することがあります.

2 体温

一次性脳損傷の急性期の高体温は二次的脳損傷の原因となります. 心肺停止後の体温管理療法はエビデンスのある治療としてすでに日常診療に導入されており, 「脳卒中治療ガイドライン2021」においても急性期の体温管理は推奨されています[3]. ガイドラインでは, 脳卒中急性期での定期的な体温測定を勧めているほか（推奨度A）, 体温上昇に対しては原因に応じた治療とともに解熱薬投与やクーリングによる対応が妥当であるとしています（推奨度B）. しかしながら, 急性期のルーチンの治療的低体温（軽度低体温療法）は, 有効ではない（推奨度D）としています.

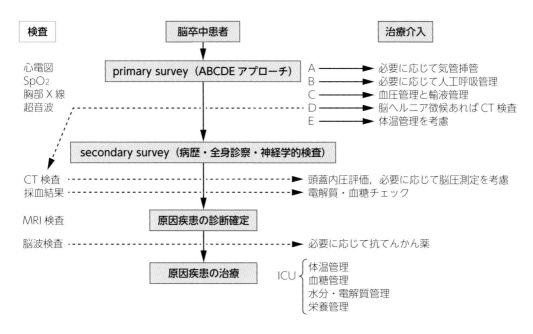

図2 脳卒中患者に対する全身管理

3 頭蓋内圧亢進

　脳卒中の血腫などの占拠性病変，あるいは経過中に出現する脳浮腫などにより，頭蓋内圧亢進状態をきたします．これにより脳組織が圧迫され意識レベルの低下や神経症状の悪化が出現し，さらなる頭蓋内圧亢進により脳ヘルニアに至り不可逆的な状態となり，最悪の場合には脳死となります．これらの最悪のシナリオをたどる前に，神経症状および画像診断により占拠性病変を認める際には外科的に除去を行いますが，術後あるいは占拠性病変が存在せず脳浮腫のみ存在する際には，頭蓋内圧を下げるために浸透圧利尿薬の投与を行います．なお，高二酸化炭素血症がある場合は脳血管拡張による頭蓋内圧亢進をきたすために気道確保して呼吸管理を行うことを優先します．

● 浸透圧利尿薬の考え方

　浸透圧利尿薬は静脈内に投与することで血管内血漿浸透圧を上昇させて，脳組織との浸透圧較差により水分を組織から血管内に移行させて浮腫を軽減させ，頭蓋内圧を低下させます．「脳卒中治療ガイドライン2021」においては，高張グリセロール（10％）静脈内投与は心原性脳塞栓症・アテローム血栓性脳梗塞のような頭蓋内圧亢進を伴う大きな脳梗塞の急性期に行うことを考慮してもよい（推奨度C），マンニトール（20％）は脳梗塞急性期に使用することを考慮してもよい（推奨度C）となっており，頭蓋内圧の低下や生存期間の延長がみられるものの入院期間や神経学的転帰に差が認められない[4] ために推奨度は高くありません．日本で使用されているのはマンニトールとグリセロールで，グリセロールは反跳現象が少ないとされ多く使用されています（**表**）．

表 よく使われる浸透圧利尿薬

薬剤名	使用法	注意点
グリセロール	200〜300 mLを30〜60分かけて4〜8時間ごとに点滴静注	ほかの浸透圧利尿薬との比較の報告は少ない
マンニトール	0.5〜1 g/kgを5〜15分以上かけて4〜6時間ごとに点滴静注	・浸透圧ギャップのモニタリングが必要(20 mOsm/kg以下) ・反跳現象に注意

　注意点としては,脳卒中により血液脳関門が破綻した際,あるいは腎障害時に血中に蓄積することがあるため,浸透圧ギャップ〔実測浸透圧−算出した浸透圧($[2 \times Na^+]$＋〔グルコース÷18〕＋〔BUN÷2.8〕)〕を測定して<20 mOsm/kg未満を目標にモニタリングし,薬剤のクリアランスを確認して投与する必要があります.

4 血糖

　一次性脳損傷により下垂体—副腎系の活性化を介して内因性のカテコラミン,副腎皮質ホルモンおよび炎症性サイトカインが放出されます.その結果,肝臓における糖新生とインスリン抵抗性の増大をきたして高血糖になります.この高血糖によりフリーラジカルや活性酸素の産生が増加して脳微小循環を傷害し,さらに局所の乳酸濃度を上昇させて脳細胞のアシドーシスをもたらし細胞傷害をきたすために,脳卒中においても血糖管理が必要となります.脳梗塞,脳出血およびくも膜下出血における高血糖は予後不良と関連すると報告されています[5〜7].

　しかしながら,インスリンを使用して厳格に血糖管理することにより発生する低血糖も,脳卒中急性期の脳にさらなる傷害をきたします.「脳卒中治療ガイドライン2021」では,60 mg/dL以下の低血糖は直ちに補正するべきであり(推奨度A),脳卒中急性期には血糖値140〜180 mg/dLに保つことが望ましいとされています(推奨度C).

　このように,高血糖や軽度の低血糖でも脳神経損傷をきたすため,血糖モニタリングを厳格に行い,血糖値が乱高下しないように補正するべきです.血糖のモニタリングに関しては簡易血糖測定ではなく動脈血または静脈血を用い,スライディングスケールによりインスリン皮下注あるいは必要があれば持続静注を考慮し,こまめに補正を行うことが重要です.

　スライディングスケールにより6時間おきにインスリンを投与する際には,各施設ごとにあらかじめ決まった処方を使用し,それにより血糖コントロールが困難であれば持続静注を行う必要があります.この場合はインスリン ヒト(ヒューマリン®R)50単位に生理食塩水を加え1単位/mLとして,状態に応じて投与量を増減する必要があります.

5 電解質

　電解質異常により中枢神経に影響をおよぼすことがあります．特にナトリウム異常は頻度が高いうえに血漿浸透圧の変化の影響を受けやすく，変化の速度にも注意を要します．

　低ナトリウム血症は脳浮腫の原因となり，急性発症では致死的な脳浮腫が起きることがあります．一方，慢性的な経過でも補正が急速であれば，浸透圧性脱髄症候群（osmotic demyelination syndrome：ODS）が起きる可能性があり注意を要します．ODSはくも膜下出血発症後第3〜14病日に，30〜50％の患者に発生し[8〜10)]，発生すると脳血管攣縮を合併しやすく，結果として転帰も悪くなることが知られています．「脳卒中治療ガイドライン2021」では，くも膜下出血の周術期管理において低ナトリウム血症を回避することは妥当である（推奨度A），との記載があります．この低ナトリウム血症は，抗利尿ホルモン不適切分泌症候群（syndrome of inappropriate secretion of antidiuretic hormone：SIADH）や中枢性塩類喪失症候群（cerebral salt wasting syndrome：CSWS）が原因となることがあり，鑑別を行い治療する必要があります（後述のコラム②も参照）．

　補正に際しては血清ナトリウム値135〜145 mEq/Lを維持目標として，生理食塩水500 mLを60〜80 mL/時で適宜増減し，場合によっては3％高張食塩水（生理食塩水400 mL＋10％NaCl 20 mL 6A）0.6 mL/kg/時で開始します．開始当初は1〜2時間ごとに血清ナトリウム値を測定し，1日に6〜8 mEq/Lまでの上昇にとどめます．

6 痙攣

　二次性脳損傷に対する頭蓋内因子として痙攣があります．痙攣が起こると，脳神経細胞の異常興奮により脳酸素消費量が増大した結果，相対的に脳虚血をきたします．このため，痙攣を管理することは重要です．通常は1〜2分で停止することが多いですが，持続時間が長くなると脳損傷をきたすために治療を開始する必要があります．5分以上持続する際にはてんかん重積状態と考えて早急に対応します．

1) てんかん重積状態の治療

　救急疾患に対応するABCDEアプローチに則り，気道・呼吸・循環の安定を図りつつ静脈路を確保してベンゾジアゼピン系薬剤であるジアゼパムあるいはロラゼパムを第一選択薬として静注します．無効であれば5〜10分後に追加投与を行いますが，これらの薬剤は呼吸抑制をきたすために呼吸に注意をしながら投与する必要があります．痙攣がさらに継続する際には，第二選択薬としてミダゾラム，フェニトイン/ホスフェニトイン，フェノバルビタール，レベチラセタムを静注します．さらに痙攣が継続する難治てんかん重積に対しては，気管挿管下に人工呼吸管理を行い，ミダゾラム，プロポフォールあるいはチオペンタールなどの持続投与を行う必要があります（図3）．

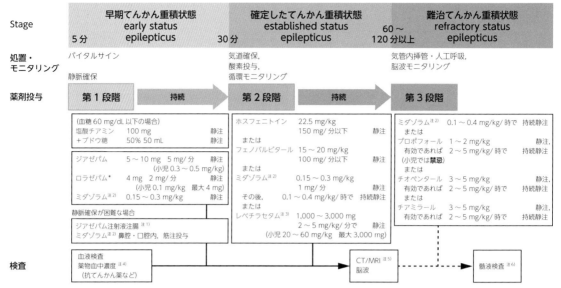

Stage	早期てんかん重積状態 early status epilepticus 5分		確定したてんかん重積状態 established status epilepticus 30分		難治てんかん重積状態 60〜 120分以上 refractory status epilepticus
処置・ モニタリング	バイタルサイン 静脈確保		気道確保, 酸素投与, 循環モニタリング		気管内挿管・人工呼吸, 脳波モニタリング
薬剤投与	第1段階	持続	第2段階	持続	第3段階

(血糖60 mg/dL以下の場合) 塩酸チアミン 100 mg 静注 +ブドウ糖 50% 50 mL 静注		ホスフェニトイン 22.5 mg/kg 150 mg/分以下 静注 または フェノバルビタール 15〜20 mg/kg 100 mg/分以下 静注 または ミダゾラム[注2] 0.15〜0.3 mg/kg 1 mg/分 静注 その後, 0.1〜0.4 mg/kg/時で 持続静注 または レベチラセタム[注3] 1,000〜3,000 mg 2〜5 mg/kg/分で 静注 (小児20〜60 mg/kg 最大3,000 mg)		ミダゾラム[注2] 0.1〜0.4 mg/kg/時で 持続静注 または プロポフォール 1〜2 mg/kg 静注, 有効であれば 2〜5 mg/kg/時で 持続静注 (小児では禁忌) または チオペンタール 3〜5 mg/kg 静注, 有効であれば 2〜5 mg/kg/時で 持続静注 または チアミラール 3〜5 mg/kg 静注, 有効であれば 2〜5 mg/kg/時で 持続静注
ジアゼパム 5〜10 mg 5 mg/分 静注 (小児0.3〜0.5 mg/kg) ロラゼパム* 4 mg 2 mg/分 静注 (小児0.1 mg/kg 最大4 mg) ミダゾラム[注2] 0.15〜0.3 mg/kg 静注				
静脈確保が困難な場合 ジアゼパム注射液注腸[注1] ミダゾラム[注2]鼻腔・口腔内, 筋注投与				

| 検査 | 血液検査
薬物血中濃度[注4]
(抗てんかん薬など) | | CT/MRI[注5]
脳波 | 髄液検査[注6] |

注1) ジアゼパム注射液注腸の用量は10〜30 mg (小児では0.2〜0.5 mg/kg) (保険適用外).
注2) ミダゾラムを鼻腔・筋注投与する場合は0.5%注射液を10 mg (小児では0.3 mg/kg) 使用する (保険適用外). 静注・持続静注する場合は0.1%注射製剤が保険適用である.
　　 ミダゾラム0.1%注射製剤の添付文書での投与量は, 静脈投与0.15 mg/kg, 持続投与0.1〜0.4 mg/kg/時となっている. 全身麻酔療法では適宜増減する.
注3) てんかん重積状態には保険適用外である.
注4) てんかん治療中であれば服用中の抗てんかん薬血中濃度を確認する. また, けいれん誘発性薬物 (テオフィリンなど) の過量が疑われる場合は可能であれば血中濃度を確認する.
注5) 必要に応じて頭部MRIまたはCTを行い原因を検索する. 必要があれば急性症候性発作に準じて治療を開始する. 心因性発作の鑑別や治療効果の判定のために持続脳波モニタリングができれば理想的であるが, 困難であっても, 治療後にてんかん重積状態が終息しているか脳波で確認することが望ましい.
注6) 髄膜炎・脳炎などが疑われる症例は髄液検査を行う. 髄液一般, 培養, 検鏡などのほかに, 後に抗神経抗体などの検索ができるように一部を冷凍保存することが望ましい.

図3 てんかん重積状態の治療フローチャート （文献12〜16より作成）
　　　　　　　　　　　文献11より引用.

2) 非痙攣性てんかん重積

　　痙攣が消失しても意識の回復が認められないとき，脳卒中のCT画像で説明できない意識レベルを呈するときには，非痙攣性てんかん重積（nonconvulsive status epilepticus：NCSE）を考慮します．これは電気的発作活動が遷延することによって，非痙攣性の臨床症状が出現している状態であり，早急に脳波検査を行い発見して治療を行う必要があります．治療に関してはてんかん重積と同様に行います．

7 栄養管理

　　現在，種々の疾病，病態において栄養障害に対する適切な栄養評価，栄養療法の重要性がわかってきており，脳卒中においても栄養障害の対策はきわめて重要です．実際，脳卒中急性期の低栄養状態は独立した予後不良因子であり[17]，「脳卒中治療ガイドライン2021」においても，脳卒中患者に対して入院時に栄養状態，嚥下機能，血糖値を評価することが勧められています（推奨度A）．

　投与方法に関しては，消化管に障害がなければ経口摂取が第一選択になりますが，嚥下障害を認める患者では経腸栄養あるいは経静脈栄養を行う必要があります。「脳卒中治療ガイドライン2021」においては，脳卒中発症後7日以上にわたって十分な経口摂取が困難な患者では，経腸栄養（早期には経鼻胃管，長期にわたる場合は経皮的内視鏡的胃管）または中心静脈栄養を行うことは妥当である（推奨度B）とされています。その一方で，日本集中治療医学会の急性期患者に対する栄養療法のガイドライン[18]では，重症病態に対する治療を開始した後，可及的に24時間以内，遅くとも48時間以内に経腸栄養を開始すること（IB）とされており，早期の経腸栄養の開始が推奨されています。これは，重症患者において絶食を余儀なくされる場合に，小腸絨毛上皮の萎縮が生じて，消化管内の腸内細菌が体内に移行して感染を引き起こすこと（bacterial translocation）を防ぐためであり，脳卒中患者においても今後のエビデンスを集積して栄養投与経路および開始時期に関して明らかにされていくと考えられます。

　現実的には，24〜48時間以内に栄養療法を開始して，7〜10日をめどに必要エネルギーの80％程度を投与することを目標とします。実際の投与エネルギーとしては，NSTガイドブックに記載されている脳卒中患者の栄養管理を参考に，必要栄養量：〔身長 (m)^2 × 22〕× 25〜30 kcal/ 日，蛋白質：0.8〜1.2 g/kg/ 日（総エネルギーの10〜15％）から算出して投与します[19]。

コラム①：神経集中治療とは

　重症な外傷あるいは疾病などによる一次性脳損傷に引き続き起きる，二次性脳損傷の原因となる全身性因子および頭蓋内因子に対して，多元的なモニタリングを用いて評価を行い，リアルタイムに治療介入を行う集中治療です。この治療の根幹は，十分な酸素を脳に運搬して頭蓋内環境を安定化させるために，呼吸・循環・体温をコントロールすることです。しかし現在，脳の酸素需給バランスをリアルタイムにモニタリングできるデバイスは存在しないため，脳波，頭蓋内圧，呼吸・循環，体温，水分バランス・電解質および血糖をモニタリングし，画像診断とあわせて評価して，治療を行う必要があります。重症度および病態によりモニタリングが必要な項目は異なりますが，脳卒中においてもめざすところは同じです。

コラム②：SIADHとCSWS

　SIADHはADH（antidiuretic hormone：抗利尿ホルモン）の不適切な分泌により，体内水分量増加，希釈性低ナトリウム血症となった状態であり，くも膜下出血を代表とする脳卒中においても発症します。CSWSは，腎臓からのナトリウム喪失が原因となり，SIADHとは逆に脱水をきたすことにより発症し，くも膜下出血において発症することが多いとされます[20]。ともに低ナトリウム血症をきたすので鑑別が必要です。特に，CSWSは脱水をきたすために脳循環に影響を与え，くも膜下出血後の脳血管攣縮時には脳虚血を増大させることに注意が必要です。

引用文献

1）Powers WJ, et al：Guidelines for the Early Management of Patients With Acute Ischemic Stroke：2019 Update to the 2018 Guidelines for the Early Management of Acute Ischemic Stroke：A Guideline for Healthcare Professionals From the American Heart Association/American Stroke Association. Stroke, 50：e344-e418, 2019（PMID：31662037）

2）Wijdicks EF, et al：Recommendations for the management of cerebral and cerebellar infarction with swelling：a statement for healthcare professionals from the American Heart Association/American Stroke Association. Stroke, 45：1222-1238, 2014（PMID：24481970）

3）「脳卒中治療ガイドライン2021〔改訂2023〕」（日本脳卒中学会脳卒中ガイドライン委員会/編），協和企画，2023

4）Bayer AJ, et al：Double-blind randomised trial of intravenous glycerol in acute stroke. Lancet, 1：405-408, 1987（PMID：2880214）

5）Capes SE, et al：Stress hyperglycemia and prognosis of stroke in nondiabetic and diabetic patients：a systematic overview. Stroke, 32：2426-2432, 2001（PMID：11588337）

6）Qureshi AI, et al：Association of serum glucose concentrations during acute hospitalization with hematoma expansion, perihematomal edema, and three month outcome among patients with intracerebral hemorrhage. Neurocrit Care, 15：428-435, 2011（PMID：21573860）

7）Frontera JA, et al：Hyperglycemia after SAH：predictors, associated complications, and impact on outcome. Stroke, 37：199-203, 2006（PMID：16339481）

8）Kurokawa Y, et al：Pathogenesis of hyponatremia following subarachnoid hemorrhage due to ruptured cerebral aneurysm. Surg Neurol, 46：500-7; discussion 507, 1996（PMID：8874554）

9）Sherlock M, et al：The incidence and pathophysiology of hyponatraemia after subarachnoid haemorrhage. Clin Endocrinol (Oxf), 64：250-254, 2006（PMID：16487432）

10）Hannon MJ, et al：Hyponatremia following mild/moderate subarachnoid hemorrhage is due to SIAD and glucocorticoid deficiency and not cerebral salt wasting. J Clin Endocrinol Metab, 99：291-298, 2014（PMID：24248182）

11）日本神経学会：てんかん診療ガイドライン2018追補版2022．2022
https://www.neurology-jp.org/guidelinem/epgl/tenkan_2018_tuiho_ver2022_cq8-2.pdf

12）Shorvon S & Ferlisi M：The treatment of super-refractory status epilepticus：a critical review of available therapies and a clinical treatment protocol. Brain, 134：2802-2818, 2011（PMID：21914716）

13）Brophy GM, et al：Guidelines for the evaluation and management of status epilepticus. Neurocrit Care, 17：3-23, 2012（PMID：22528274）

14）Mazurkiewicz-Bełdzińska M, et al：Current treatment of convulsive status epilepticus-a therapeutic protocol and review. Anaesthesiol Intensive Ther, 46：293-300, 2014（PMID：25293482）

15）Betjemann JP & Lowenstein DH：Status epilepticus in adults. Lancet Neurol, 14：615-624, 2015（PMID：25908090）

16）大澤真木子：けいれん重積の治療．脳と発達，39：185-192，2007

17）Yoo SH, et al：Undernutrition as a predictor of poor clinical outcomes in acute ischemic stroke patients. Arch Neurol, 65：39-43, 2008（PMID：18195138）

18）日本集中治療医学会重症患者の栄養管理ガイドライン作成委員会：日本版重症患者の栄養療法ガイドライン：病態別栄養療法．日集中医誌，24：569-591，2017

19）「認定NSTガイドブック2023改訂第6版」（日本病態栄養学会/編），南江堂，2023

20）Saleem S, et al：Hyponatremia in stroke. Ann Indian Acad Neurol, 17：55-57, 2014（PMID：24753660）

参考文献・もっと学びたい人のために

1）「脳卒中治療ガイドライン2021〔改訂2023〕」（日本脳卒中学会脳卒中ガイドライン委員会/編），協和企画，2023

2）「認定NSTガイドブック2023改訂第6版」（日本病態栄養学会/編），南江堂，2023

Profile

本多　満（Mitsuru Honda）
東邦大学医療センター大森病院 救命救急センター
急性期の神経疾患，外傷に対して診療科を超えて横断的に診療する神経救急および神経集中治療に従事する臨床医は多くないのが現状です．脳を一つの主要臓器と考えて脳に対して直接的な治療と全身管理を行うこの領域は，まだ未知の部分も多く，やり甲斐のある領域です．多くの若い先生の参加を期待しています．

研修医も知っておきたい！リハビリテーション

伊部洋子

① 脳卒中片麻痺は質的に変化し，回復過程で連合反応や姿勢反射，共同運動が出現する

② Brunnstrom stage は簡単に患者の状態を把握でき他職種と情報を共有できる，リハビリテーションの共通言語である

③ やみくもに全症例へ超早期からリハビリテーションを行うのではなく，全身状態を評価・リスクに配慮したうえで可及的早期に開始する

■ はじめに

　リハビリテーションでは疾病情報だけでなく生活機能を評価することが必要であり，ICF（International Classification of Functioning, Disability and Health：国際生活機能分類）の生活機能モデルに基づいて評価を行います（図1）．本稿で脳卒中におけるリハビリテーションをすべて説明することはできないので，ここでは機能障害の中核である片麻痺を中心にお話しします．

1 脳卒中片麻痺の診かた

1）痛みに対する反応で片麻痺を評価しない（基本）！

　意識障害を評価するGCSやJCSでは患者さんに疼痛刺激を与えて反応をみます．しかし片麻痺の評価を，痛みに対する払いのけ反応で行うことはありません．意識障害がある場合，片麻痺が右でも左でも患者さんはすべての動作に介助が必要です．関節可動域や筋緊張の評価は必要ですが，払いのけ反応は有用ではありません．片麻痺は患者さんが覚醒してから，自力で動かしてもらい評価します．

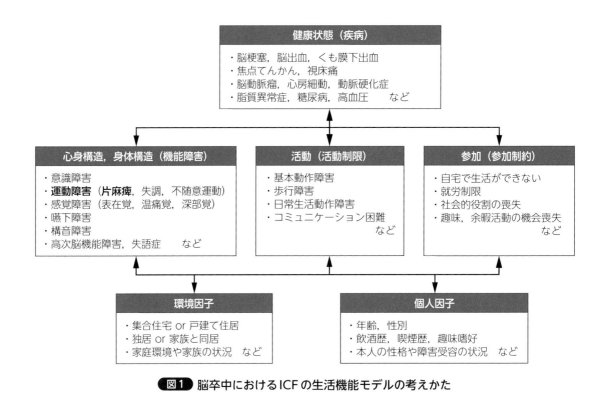

図1 脳卒中におけるICFの生活機能モデルの考えかた

2）脳卒中片麻痺の特徴

脳卒中片麻痺は，中枢性麻痺を示す代表的な疾患です．末梢性麻痺は「力が入らない」という量的変化のみを示しますが，中枢性麻痺の変化は質的です．「腕を上げようとすると肘が曲がってしまう」「手は握れるけれど開けない」「歩こうとすると足が突っ張ってしまう」など，思い通りに動かせない＝随意性の障害が出現します．arm drop test やhand pronation sign など軽い片麻痺の診察方法はOSCEで習っていても，中等度～重度の片麻痺については馴染みのない先生もいるかもしれません．片麻痺の評価について説明していきます．

3）Brunnstrom による脳卒中片麻痺の回復過程 （連合反応・姿勢反射・共同運動）

1966年にSigne Brunnstrom が提唱した脳卒中片麻痺の回復過程があります[1, 2]．彼女は理学療法士として片麻痺の患者を多く臨床観察し，中等症以上の片麻痺における回復は一定のパターンを形成することを報告しました（図2）．Brunnstrom recovery stage は回復過程を6段階の順序尺度で表したものです（表）[3]．

❶ Stage Ⅰ：完全麻痺（弛緩性麻痺）の状態

発症後急性期の弛緩性麻痺の状態です．

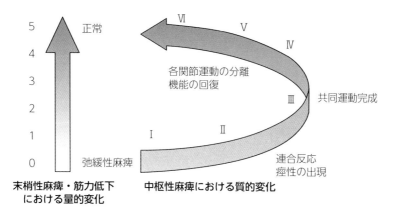

図2 脳卒中片麻痺の回復過程の変化
文献3を参考に作成.

表 Brunnstrom recovery stage

	上肢	手指	下肢
Stage Ⅰ	弛緩性麻痺	弛緩性麻痺	弛緩性麻痺
Stage Ⅱ	わずかな屈曲・伸展共同運動	わずかな手指屈曲運動	わずかな屈曲・伸展共同運動
Stage Ⅲ	(坐位) 肩・肘の屈曲・伸展共同運動	全ての指で同時に握る 伸展は反射のみ	(坐位・立位) 股・膝・足の同時屈曲
Stage Ⅳ	(坐位) 腰の後ろに手がつける 肘伸展で上肢を前方水平挙上 (90°) 肘屈曲90°で前腕回内外可能	横つまみ可能 不十分な全指の伸展	(坐位) 足を後ろに滑らせて膝屈曲90° 踵を床につけて足背屈可能
Stage Ⅴ	(坐位) 肘伸展・回内位で肩を外転 (90°) 肘伸展で頭上まで前方挙上可能 肘伸展で前腕回内・回外可能	対向つまみ, 筒握り, 球握りが可能 指の伸展が可能	(立位) 股伸展位で膝屈曲が可能 (立位) 踵を床につけて足背屈可能
Stage Ⅵ	(坐位) 正常に近い協調運動	Stage Ⅴまでの課題と個別の手指 運動が可能 非麻痺側よりは劣る	(立位) 股関節外転が可能 (坐位) 足の内外がえしが可能 　　　　下腿の内外旋が可能

文献1, 2を参考に作成.

❷ Stage Ⅱ：わずかな随意運動と連合反応

　　わずかに手足を動かせる状態です．一般的には体幹に近い部分から筋に収縮が入るようになります．これは，脳卒中では病側の外側皮質脊髄路が損傷されますが，錐体で交叉しない非病側からの前皮質脊髄路は保たれ，頸部や体幹は神経支配が残るためと考えられています（図3）．非麻痺側を動かすと麻痺側がつられて動くことがありますが，これは**連合反応**（associated reaction）です．非麻痺側の手で杖や手すりをつかむと麻痺側手の握り込みが強くなってしまうことがありますが，連合反応の影響と考えられます．また乳児期にみられた**姿勢反射**（postural reflexes, 原始反射）が出現することもあります．例え

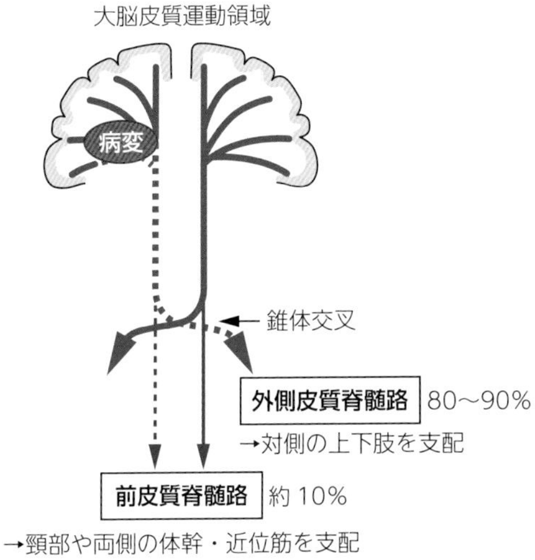

大脳皮質運動領域

病変

錐体交叉

外側皮質脊髄路 80〜90%
→対側の上下肢を支配

前皮質脊髄路 約10%
→頸部や両側の体幹・近位筋を支配

図3 **皮質脊髄路の模式図**
皮質脊髄路は80〜90％が延髄錐体で交叉し対側の上下肢の運動を支配する（外側皮質脊髄路）が，残りは交叉せず頸部や体幹・近位筋群を両側性に支配する（前皮質脊髄路）。
片麻痺は体幹近位側より回復することが多く，一方で非麻痺側の筋力低下も生じる。

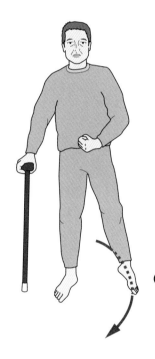

図4 **Wernicke Mann肢位と分回し歩行**
上肢は屈曲共同運動，下肢は伸展共同運動となる。動作時に膝関節・足関節が伸展してしまうため，外側に振り回して歩行する。

ば，ベッド上で患者さんの頸部が後屈していると緊張性迷路反射のため上下肢の伸展が強くなります。

❸ Stage Ⅲ：共同運動の完成

　脳卒中片麻痺では運動の随意性が失われ，代わりに上肢・下肢それぞれに特徴的な運動パターン，**共同運動**（synergic movement）が出現します。Stage Ⅲはこの共同運動が完成し痙性（筋緊張の亢進）が最も強くなった状態です。ヒトの場合，上肢は屈曲共同運動，下肢では伸展共同運動が優位となり，典型例では麻痺側がWernicke Mann肢位（図4）をとります。

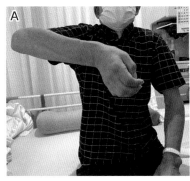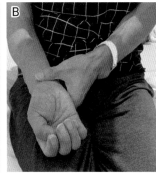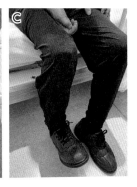

図5 左放線冠アテローム血栓性脳梗塞による右半身麻痺の60歳代男性（発症後3カ月）

Brunnstrom recovery stage は上肢Ⅲ（A）－手指Ⅲ（B）－下肢Ⅳ（C）．腕を持ち上げることはできるが上肢の実用性はない．
機能訓練と並行して利き手交換と着替えなどの日常生活動作訓練を行っている．下肢は病棟内での杖歩行自立．

　　　　Stage Ⅲの上肢は手を顔の近くまで持ち上げることができるものの生活動作はできない
「廃用手」です（図5A，B）．片麻痺の機能回復にはStage Ⅲからの脱却が必要です．

❹ Stage Ⅳ：共同運動から分離運動へ

　　麻痺が回復して少し分離運動（動作の目的に沿って各関節をバラバラに動かせる）がで
きる状態です．肘を伸ばして手が前に出せると（肘伸展・肩前方屈曲），リーチ動作につな
がります．手指は握り込みから少し伸展し，横つまみで小さな物を持てます．下肢は坐位
で膝関節や足関節を分離して動かせるようになります（図5C）．

❺ Stage Ⅴ：分離運動の改善

　　さらに改善した状態で，母指を対立させて物をつかむことができるレベルです．立位で
足関節の背屈ができると分回し歩行（図4）にならずに足を前に踏み出せます．

❻ Stage Ⅵ：分離運動の完成

　　分離運動が完成した状態です．非麻痺側と比較すると劣りますが，正常に近い協調運動
ができるようになります．

　　すべての患者さんがこのBrunnstrom recovery stageの通り順調に回復するわけではあ
りません．また「国際的普及度が低いので研究論文では使いにくい」などの批判もありま
すが，簡単に患者さんの状態が把握できる評価方法であり，PT/OTと情報を共有できるリ
ハビリテーションの共通言語でもあります．

2　リハビリテーションは超早期から行うべきか？

　　「脳卒中治療ガイドライン2021」では発症後できるだけ早期からのリハビリテーション
が推奨され[4]，早期離床により良好な転帰が期待できると考えられています．一方でAVERT

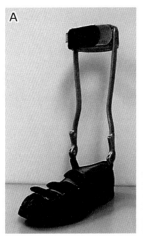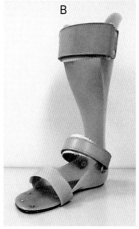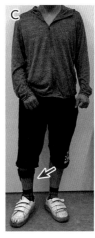

図6 **下肢装具の例**

A）両側金属支柱付き靴型短下肢装具：麻痺が重度の場合に用いられる．重いが支持性は高く内反尖足に対する矯正力も強い．

B）プラスチック短下肢装具（シューホン型）：麻痺が軽度～中等度の場合に用いられる．軽く装着がしやすいが，耐久性は低い．

C）左被殻出血による右半身麻痺の40歳代男性．発症後3年．Brunnstrom recovery stage上肢Ⅱ‐手指Ⅱ‐下肢Ⅲ．短下肢装具（➡）を用いて歩行自立．認知機能は良好，一人暮らしでADL自立，自動車を運転し就労もしている．

という研究報告では，発症後24時間以内の脳卒中に対する超急性期介入は予後を悪化させる可能性が示されました[5]．やみくもに全例を対象として超早期から積極的な訓練を行うべきではなく，きちんと全身状態を評価しリスクに配慮して可及的早期にリハビリテーションを開始することが求められています．

3 リハビリテーションのQ&A

●Q1：リハビリテーションによってどこまで回復しますか？

急性期の回復は血腫による圧迫や浮腫の改善によって生じますが，亜急性期以降は神経細胞のネットワークの再構築により回復します．リハビリテーションは新たな神経伝導路の形成と強化に重要な役割を担っています[6]．

下肢については麻痺が重度でも下肢装具（**図6**）を用いて機能を補完することができます．発症後1カ月でベッドからの起き上がり・坐位保持が自立であればおおむね歩行が自立できるとの報告があります[7]．歩行自立には下肢麻痺の重症度以外の要素として，感覚障害や半側空間無視を含む視覚障害，認知症の有無，体幹の筋力や姿勢制御機能が影響します[8]．

一方で，上肢の機能回復は下肢と比較し困難です．BrunnstromもStage Ⅲに長期間留まる症例は回復が難しいことを指摘しており[2]，重度の麻痺が実用手にまで回復するケースは限られています[9]．「脳卒中治療ガイドライン2021」には上肢機能訓練としてconstraint-induced movement（CI）療法（非麻痺側手を拘束し麻痺側手を強制使用する治療）やロボットを用いた上肢機能訓練，脳波所見に基づいてフィードバックを行う brain-machine interface（BMI）を用いた訓練等が推奨されていますが[4]，すべての患者さんがこうした最先端医療にアクセスできるわけではありません．医療機関に入院してリハビリテーションができる日数は限られており[※]，重度片麻痺の場合は上肢機能訓練よりADLに直結した訓練が優先されます．認知機能が保たれていれば利き手交換や片手動作訓練によりADL自立が期待できます．

●Q2：瞳孔不同は急性期を過ぎてもそのまま残りますか？

切迫脳ヘルニアにおける瞳孔不同は圧迫が解除されると時間経過とともに元に戻ります．しかし急性期以降は瞳孔所見ではなく患者さんの反応が重要です．開眼していても開閉眼などの指示に従えず目で物を認識できる精神活動がない（追視ができない）場合，JCS 3ではありません．無反応覚醒症候群（unresponsive wakefulness syndrome：UWS）／植物状態（vegetative state）であり[10]，反応が改善する可能性はあってもADLの改善は非常に厳しくなります．

> ### 【Special Topics：失語症・高次脳機能障害への検査の注意点】
> 失語・失行・失認・半側空間無視など高次脳機能障害は脳卒中の患者さんに多くみられます．研修医の皆さんとしては，教科書に載っている神経心理学検査を患者さんにやってみたくなるかもしれません．が，これらの検査は一定時間（～40分程度）椅子に座って検査を受けられる耐久性が回復してから行わなくてはなりません．まだぼんやりしている状態や頭痛・発熱・全身倦怠感がある状況では正しい評価はできません．また軽症の患者さんの場合，同じ検査をくり返せば答えを覚えてしまいます（「93，86，79，72，…」など）．検査の時期や内容はよく検討しましょう．

■ おわりに

リハビリテーションは脳卒中患者さんを急性期・回復期・生活期にわたって支えます．本稿は脳卒中リハビリテーションのごく一部です．「もっとリハを知りたい！」と思っていただけたら幸いです．

※脳血管障害では150日，高次脳機能障害を伴う重篤な脳血管障害では180日までとされています．その後は1カ月に13単位（1単位20分）の制限があり，介護保険によるリハビリテーションと併用はできません．

引用文献

1）Brunnstrom S：Motor testing procedures in hemiplegia：based on sequential recovery stages. Phys Ther, 46：357-375, 1966（PMID：5907254）

2）「片麻痺の運動療法」（Brunnstrom S/ 著，佐久間穣爾，松村 秩 / 訳），医歯薬出版，1974
　↑語り継がれる古典の名著.

3）「目でみる脳卒中リハビリテーション」（上田 敏 / 著），東京大学出版会，1981

4）「脳卒中治療ガイドライン2021〔改訂2023〕」（日本脳卒中学会脳卒中ガイドライン委員会 / 編），協和企画，2023

5）AVERT Trial Collaboration group：Efficacy and safety of very early mobilisation within 24 h of stroke onset（AVERT）：a randomised controlled trial. Lancet, 386：46-55, 2015（PMID：25892679）

6）「神経疾患のリハビリテーション」（江藤文夫 / 監，和田直樹 / 編），南山堂，2019
　↑神経系に興味がある人はぜひ一読をお勧めします.

7）二木 立：脳卒中リハビリテーション患者の早期自立度予測. リハビリテーション医学，19：201-223，1982

8）Reding MJ & Potes E：Rehabilitation outcome following initial unilateral hemispheric stroke. Life table analysis approach. Stroke, 19：1354-1358, 1988（PMID：3188120）

9）Hendricks HT, et al：Motor recovery after stroke：a systematic review of the literature. Arch Phys Med Rehabil, 83：1629-1637, 2002（PMID：12422337）

10）八巻智洋：意識障害慢性期の評価方法. The Japanese Journal of Rehabilitation Medicine. 57：11-14, 2020

Profile

伊部洋子（Yoko Ibe）

群馬大学医学部附属病院 リハビリテーション部
2003年卒業，リハビリテーション科専門医・指導医，脳神経外科専門医.
脳卒中リハビリテーションは急性期positioning，摂食嚥下障害，感覚評価と疼痛管理，装具・補装具処方，痙縮治療，ホームチェック，運転再開支援，復職指導等々…，まだまだたくさんあります. 片麻痺だって語りきれていません. 一度リハ室に来てみてください！

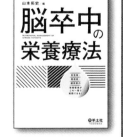

2023年6月号 (Vol.25-No.4)

診療方針を決断できる
救急患者へのアプローチ

悩ましい症例の Disposition 判断と患者説明がうまくいく、
救急医の頭の中を大公開!

関根一朗／編

☐ 定価2,530円(本体2,300円+税10%)　☐ ISBN 978-4-7581-1698-5

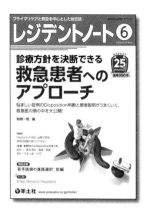

読者の声

● 「総論で全体的な方針の考え方を学んだ後に各論として Disposition に
よく悩む疾患を取り上げられているので大変わかりやすい構成だと感じました」
● 「腹痛やめまいの項目で、検査するかどうかから論じていたのも大切なことだと
思いました」

2022年8月号 (Vol.24-No.7)

めまい診療
根拠をもって対応できる!

"何となく"を解消! 救急でよく出合う疾患の診断ポイントと
原因を意識した処置、フォロー・再発予防

坂本　壮／編

☐ 定価2,200円(本体2,000円+税10%)　☐ ISBN 978-4-7581-1683-1

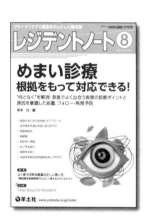

読者の声

● 「身体所見や病歴聴取、検査前確率を考慮した検査オーダーなど、めまい診療
をブラッシュアップするのにとても役立つ内容が盛りだくさんでした」
● 「編者・坂本先生のコラムがとてもよかったです」

2022年7月号 (Vol.24-No.6)

サラリとわかる!
抗血栓薬の使い方

DOACなどの薬剤の基本から、疾患ごとの使い分け、
周術期の休薬・再開のポイントまで

田村俊寛／編

☐ 定価2,200円(本体2,000円+税10%)　☐ B5判　☐ ISBN 978-4-7581-1682-4

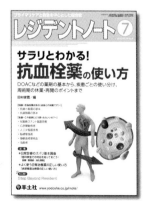

読者の声

● 「疾患ごとに抗血小板薬、抗凝固薬の使い方、DAPTからSAPTへの
移行の目安などが記載されており勉強になりました」
● 「抗血栓薬の薬理学的なところから説明されており、これまで振り返る機会が
あまりなかったので知識が整理できてよかったです」

詳細は レジデントノート HPで!

最新情報もチェック ▶

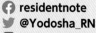

 residentnote
 @Yodosha_RN
 rnote_yodosha

2100年の救急当直（?!）から学ぶ「気候変動×医療」

豊田喜弘，梶 有貴，原 大知

● はじめに

　"気候変動" という言葉を医療のなかで考えたことがありますか？ 臨床現場で患者さんの病態や治療を考える間に思い浮かべる機会はないという方が多いと思います．

　ただ，**実は気候変動を考えるのに医療者ほど適した職種はないのです**．なぜなら，医療者は予防という言葉を一番日常的に使っている職種だからです．

　例えば，高血圧の診療では，「高血圧は悪いんでしょ」と言いながら塩分摂取が抑えられない方に対して，高血圧による弊害，目標の血圧，推奨される食事などの知識を用いて，実際に行動変容に向けた働きかけができるからこそ，医療者は予防という役割をもてます．

　気候変動も一緒で，「CO_2 が悪いんでしょ」と言いながら行動に移せない方々に対して，起こりうる影響や，温室効果ガス削減の目標値，推奨される生活様式を理解し働きかけることは，医療者であればそう難しいことではありません．

　では，気候変動が健康・医療へ及ぼす影響は，具体的にどのようなものがあるでしょうか？ CDC※ガイドラインでは，図1のような疾患の増加がもたらされると指摘されています．2023年の夏も多くの地域で熱波や台風などの風水害がもたらす健康被害が出ましたが，さらにグンと時計を進めて，2100年の未来にはどのようなことになっているか，一緒に考えてみましょう．

● 「2100年の救急当直」

　2100年8月某日，この日は東北地方にある青井星総合病院の1年目研修医・暮田先生の救急当直の日．夕方に救急外来に行くと，憧れの救急指導医みどり先生がなにやら忙しそうにしている．

※ CDC（Centers for Disease Control and Prevention：疾病管理予防センター）
　……米国の国立感染症センター，国立労働安全衛生研究所などの親組織

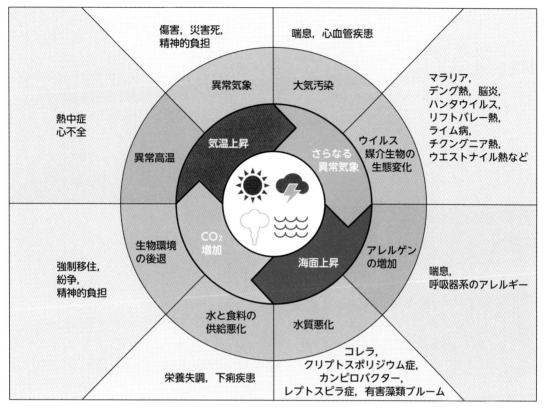

図1 ● 気候変動の健康への影響
文献1より引用.

暮 「みどり先生，本日もご指導よろしくお願いします！」

み 「ああ，暮田先生，よろしくね．さっそくだけど，昼からずっと熱中症の人がひっきり
　　なしに来ていて，常に救急外来のベッドがいっぱいの状態なのよ」

暮 「そうみたいですね．そういえば朝の天気予報で見ましたが，10日連続で最高気温
　　40℃を超えたとか．命にかかわるから午後の外出は絶対禁止って政府から緊急事態
　　宣言も出ているのに，こんなに熱中症の方がやってくるのですね」

み 「高齢者は屋内でも熱中症は油断できないわよ．特に認知症がある高齢者は，周りが注
　　意していても外を徘徊してしまうこともあるのよ．認知症の方って最近の記憶よりも
　　昔の記憶の方が残っていることが多いっていうじゃない．いまの高齢者の世代が若
　　かったときって，実は夏の昼14時頃でも外を出歩くことができたって話よ」

暮 「うげ～，今では考えられないですね．想像するだけでクラクラします」

み 「あ，救急車が着いたみたいだから到着した人を診てくれる？」

暮 「わかりました！」

【症例】

　58歳男性．来院3日前から体熱感があったが熱中症かもしれないと思い，水分摂取で様子をみていた．来院当日，熱と頭痛，全身倦怠感が出て動けなくなったため救急要請．

　現症：意識清明，体温38.3℃，脈拍66回/分，血圧101/62 mmHg．眼瞼結膜充血なし，口腔内異常なし，胸部・体幹に赤い点状の皮疹が散在している．その他胸腹部に異常なし．

暮　「みどり先生，診てきました．やっぱりこの人も熱中症ですね！」

み　「本当にそうかしら？　熱がある人の診察で必ず聞かないといけない病歴は？」

暮　「えっと，『周りに同じような症状の人がいるか』，『海外に行ったか』…でしたっけ？」

み　「それだけじゃ不十分よ．夏場の重要な病歴は『蚊に刺されたことはあるか』って，この前教えたでしょ！　デング熱の患者さんなんて，もうそこら中にいるんだから！」

　さて，いかがでしたでしょうか．2100年というと，2023年にこの雑誌を手にとっている読者の皆さんは，生きていたらすでに齢100歳以上の超高齢者となっている頃でしょう．暮田先生やみどり先生はちょうど皆さんの孫の世代，ということですね．このシナリオは，温暖化対策を今以上に施さなかった場合の最も温暖化が進んだシビアな予測をもとに，医療システムは現在のままという仮定で作成しています．この予測のもとでは，21世紀末には世界の平均気温が工業化以前と比べて3.2〜5.4℃上昇し（**図2**），日本に関していえば最大4.5℃も上昇するとされています[2]．

　このような気温上昇が進行した世界では，医療現場にどんな影響が出てくるでしょうか．

📝 暑熱による健康リスクの増加

　気温上昇は，熱ストレスの生理学的影響によって，単に熱中症の患者さんを増加させるだけではなく，心血管疾患や呼吸器系疾患をもつ患者さんや高齢者の死亡と関連する可能性が示唆されており，21世紀末にかけて暑熱による超過死亡数はさらに増加していくと想定されています[3]．

　そのような状況では屋外の活動そのものが命にかかわるリスクとなるため，外出制限も検討されるかもしれません（このシナリオのような「緊急事態宣言」が出るかはわかりませんが）．実際，2090年代には東京・大阪では日中に屋外労働が可能な時間が現在よりも30〜40％短縮し，安全に屋外労働できない日数が増加すると予測されています[3]．

　暑熱による健康リスクは全世代に関連しますが，特に脆弱性が高い高齢者に甚大な影響を及ぼします．くり返しですが，2100年に高齢者となっている世代とは…そう，私たちですね．つまり，これは私たちの健康にも大きくかかわってくる問題なのです．

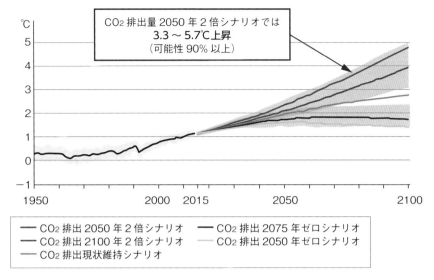

図2 ● 1850～1900年を基準とした世界平均気温の変化予測
文献4を参考に作成.
温暖化対策の有無（CO$_2$排出量の増減）によって，2050年ごろから気温上昇のペースに差が出はじめる.
IPCC（Intergovernmental Panel on Climate Change：気候変動に関する政府間パネル）の予測では，温暖化対策をとらずCO$_2$排出量が2050年に2倍になった場合，21世紀末の世界の平均気温は3.3～5.7℃上昇する．また，気温上昇を低く抑えるための温暖化対策をとり，CO$_2$排出量が2050年にゼロになった場合でも1.0～1.8℃上昇する可能性が高い.
※ここでの21世紀末とは，2081～2100年の20年間の平均値．気温の上昇量は地域によって異なる.

 ## 節足動物媒介感染症リスクの上昇

　東北地方でデング熱？ みどり先生はナニヲイッテルンダ？ と思った読者の皆さん，実はこれ，実際に想定されている状況なのです.

　デング熱やジカ熱，チクングニア熱はヒトスジシマカ（*Aedes albopictus*）という蚊を介して発症するウイルス感染症です．このヒトスジシマカの生息域が**図3**のように年々北上しており，最もシビアな予測のもとでは21世紀末には北海道の一部にまで広がると想定されています[5]．また，ヒトスジシマカの吸血開始日は初春期の平均気温と相関があるといわれ，気温上昇が進めば吸血開始日が早期化する可能性があります[5]．その結果，ヒトスジシマカの活動期間が長期化するかもしれず，将来的に日本各地でデング熱やジカ熱，チクングニア熱が大流行，なんてことも十分に考えられるのですね.

　ちなみにこの症例の患者さんは一見すると熱中症と考えてしまいそうですが，発症4日目の時点で胸部・体幹に発疹が認められており，（気候変動で有病率が高くなれば）みどり先生の言うようにデング熱を疑わなくてはならないかもしれませんね.

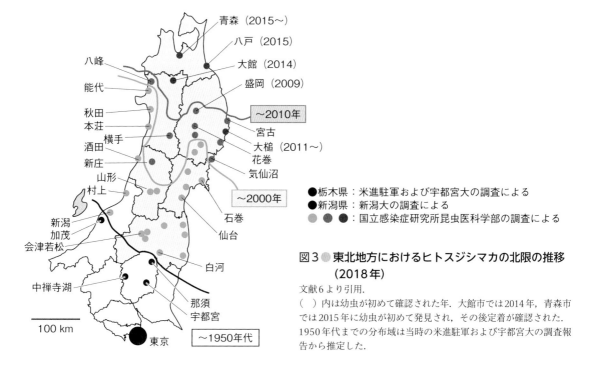

図3 ● 東北地方におけるヒトスジシマカの北限の推移
（2018年）

文献6より引用.
（　）内は幼虫が初めて確認された年. 大館市では2014年, 青森市
では2015年に幼虫が初めて発見され, その後定着が確認された.
1950年代までの分布域は当時の米進駐軍および宇都宮大の調査報
告から推定した.

凡例内:
●栃木県：米進駐軍および宇都宮大の調査による
●新潟県：新潟大の調査による
●●●：国立感染症研究所昆虫医科学部の調査による

医療界から気候変動を食い止める

　救急当直を終え, 食堂で朝食をともにする暮田先生とみどり先生.

　暮「くぅ～, 当直明けのダイズ丼は格別です！」
　み「暮田先生は朝から元気ねぇ！ あ, 知ってる？ 昔は牛肉山盛りの『ギュウ丼』をどこ
　　　でも食べられたのよ！」
　暮「お肉でも何でも食べたいように食べられたんですよね. 月イチのミートデイを愛する
　　　僕からしたら夢みたいな話ですよ…（遠い目）」
　み「気候危機と食糧危機のために食糧需給が厳格に管理される今じゃ考えられないわねぇ.
　　　私たちのおじいちゃんおばあちゃんが早くサステナブルな社会にしてくれていれば,
　　　ミートデイを週イチくらい楽しめてたかも」
　暮「気候変動の緩和策を怠った人類の『しくじり症例』っす…（泣）」

　2100年では, 気候危機と食糧危機の対策で牛肉などの赤身肉を食べることが規制され,
月1回の「ミートデイ（お肉の日）」だけのようです…. 牛肉の代わりに, 大豆などの植物
性タンパク質が日常の食卓に並び, 皆さんが牛丼を食べるノリで, 暮田先生は「ダイズ丼」

表 ● 医師が温室効果ガス排出を削減するための生活・活動の例

移動		住まい	
●できる限り公共交通機関・徒歩・自転車を利用する ●自家用車，飛行機の利用を減らす ●ガソリン車から電気自動車へ切り替える ●バーチャル会議を活用する		●石油・ガスではなく電気式の暖房・調理器具を利用する ●再生可能エネルギーを利用する ●エネルギー効率の高い生活を選ぶ（節電，戸建てより 　マンションやアパート，断熱性が高い住居）	
食事		その他	
●肉や乳製品を減らし，植物性の食事を中心にする ●無駄の少ない食品の購入・消費で，フードロスを減らす		●過剰消費を避け，寿命が長い製品や中古品を活用する ●医療従事者の気候変動対策グループに参加する ●アドボカシー：市民として・医療者として，環境保全を 　呼びかける	

文献11を参考に作成．

をガッついていたわけです．牛の飼育は多くの飼料と農地を要するなど環境負荷が大きく，牛肉や乳製品の消費量を減らすことが推奨されています[7]．

さて，2100年の救急当直を通して，気候変動による健康や生活への影響を少しイメージできたでしょうか．今年の夏の異常気象を思い起こすと，決して「遠い未来の悲劇」ではなく「すでに直面する危機」と感じる読者も少なくないでしょう．

近年，人々の健康を守るべく，医療界が世界規模で気候変動を食い止める対策（緩和策）に取り組むと表明しています．世界医師会は2019年10月に気候非常事態宣言を出し[8]，2021年9月にLancetやBMJ，NEJMをはじめとした医学トップジャーナル223誌が気候変動に対する論説の異例の同時掲載[9]を行いました．日本の医療界からも行動を起こさねばなりません．**まずめざすべきは，ほかの産業と同じく，エネルギー消費や廃棄物を減らしたグリーンな医療です．**日本の医療における温室効果ガス排出の27％が医薬品，2.9％がその他の医療提供に由来します[10]．**過剰な検査・治療の見直しやポリファーマシーの解消などは，患者さんの健康や経済的な改善策のみならず，医師が主体的に取り組める気候変動の緩和策なのです．**研修医の皆さんにも，臨床力を磨きながら取り組めるアクションです．

また，医師は社会的に豊かな立場で，温室効果ガス排出が多い生活・活動をする傾向があります．**医師一人ひとりが温室効果ガス削減を心がけ，さらには患者さんや地域住民へ健康と環境へ配慮した生活を提案できると理想的です．**

まずは1つ，温室効果ガスを減らすライフスタイルや活動を取り入れてみましょう（**表**）．

● おわりに

気候変動による健康への影響とその対策を概説しました．スケールが大きい話で，「これって基本講座なの？」と感じる方もいたでしょう．私たちの答えは「Yes！」です．**2024年度から適用される医学教育モデル・コア・カリキュラム**[12]では，**学習目標に「気候変動**

と医療」が追加され，皆さんの後輩たちは医学部で気候変動対策を学びます．したがって，皆さんも率先して学び，「気候変動対策も日常診療の基本」にしていきましょう．

　最後に，医療者による気候変動対策グループ「**みどりのドクターズ**」という私たちの活動を紹介します．「みどりのドクターズ」は，気候変動に課題意識をもつ医療者が集い，定期的な情報交換と医療界への啓発活動を行っています．医学生や若手医師も参加しているので，ご興味ある方はぜひご一報ください（greenpracticejp@gmail.com）．よろしくお願いします！

引用文献

1 ）Centers for Disease Control and Prevention：Climate Effects on Health.
　　https://www.cdc.gov/climateandhealth/effects/default.htm（2023 年 8 月閲覧）

2 ）気象庁：第 2 章 気温の将来予測．地球温暖化予測情報 第 9 巻，pp7-22，2017
　　https://www.data.jma.go.jp/cpdinfo/GWP/Vol9/pdf/02.pdf（2023 年 7 月閲覧）

3 ）環境省：気候変動影響評価報告書 詳細．2020
　　https://www.env.go.jp/content/900516664.pdf（2023 年 7 月閲覧）

4 ）気象庁：IPCC AR6 WG1 報告書 政策決定者向け要約（SPM）暫定訳（2022 年 12 月 22 日版）
　　https://www.data.jma.go.jp/cpdinfo/ipcc/ar6/IPCC_AR6_WGI_SPM_JP.pdf（2023 年 7 月閲覧）

5 ）Komagata O, et al：Predicting the Start of the Aedes albopictus（Diptera：Culicidae）Female Adult Biting Season Using the Spring Temperature in Japan. J Med Entomol, 54：1519-1524, 2017（PMID：28968909）

6 ）国立感染症研究所：ヒトスジシマカの分布域拡大について．IASR，41：92-93，2020
　　https://www.niid.go.jp/niid/ja/typhi-m/iasr-reference/2522-related-articles/related-articles-484/9694-484r02.html（2023 年 7 月閲覧）

7 ）Willett W, et al：Food in the Anthropocene：the EAT-Lancet Commission on healthy diets from sustainable food systems. Lancet, 393：447-492, 2019（PMID：30660336）

8 ）World Medical Association：WMA resolution on climate emergency. 2019
　　https://www.wma.net/policies-post/wma-resolution-on-climate-emergency/

9 ）Atwoli L, et al：Call for Emergency Action to Limit Global Temperature Increases, Restore Biodiversity, and Protect Health. N Engl J Med, 385：1134-1137, 2021（PMID：34491006）

10）Nansai K, et al：Carbon footprint of Japanese health care services from 2011 to 2015. Resour Conserv Recycl, 152：104525, 2020

11）Vinoth P, et al：Toward a Net-Zero Health Care System：Actions to Reduce Greenhouse Gas Emissions. NEJM Catal. Innov, doi：10.1056/CAT.22.0307, 2022

12）文部科学省 モデル・コア・カリキュラム改訂に関する連絡調整委員会：医学教育モデル・コア・カリキュラム 令和 4 年度改訂版．2021
　　https://www.mext.go.jp/content/20230207-mxt_igaku-000026049_00001.pdf

Profile

豊田喜弘 (Yoshihiro Toyoda)

福島県立医科大学 地域・家庭医療学講座
温室効果ガス排出を減らそうといわれても，自分の生活のどこを見直すべきかピンと来ないですよね．そんなときは自分の温室効果ガス排出量がわかる「じぶんごとプラネット」（https://www.jibungoto-planet.jp/）がオススメです！ 約30個の質問に答えて10分くらいで自己診断できます．ぜひ改善前と後で比べてみてください．

梶 有貴 (Yuki Kaji)

国際医療福祉大学成田病院 総合診療科
本誌を読んでいるそこの先生！ 先ほどオーダーしたたくさんのお薬，それがお手元に届くまでにどれくらいのCO_2が排出されているかご存知ですか？ え，そんなこと考えたこともなかった？ では，もしよかったら一緒に考えてみませんか？ 実は，無駄なお薬を減らすと，患者さんの健康にはもちろん，医療経済にも，地球環境にも優しくてですね….

原 大知 (Daichi Hara)

水戸協同病院 総合診療科
カップヌードルの「謎肉」の正体を知っていますか？ 実は大豆ミートを主成分としていて，温室効果ガス削減に一役買っているそうです．食生活の変化は思っているより簡単なのかもしれません．カップヌードルを食べるときには，この記事のことを思い出してくれたら嬉しいです．

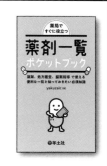

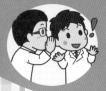

第81回　ルーチン検査と臨床経過を比較しよう

松本　剛

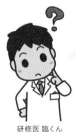

ルーチン検査の解釈を前回教えてもらいました．実際の患者さんの病態はどうだったのでしょうか．

では，実際の患者さんの臨床経過をみてみよう．ルーチン検査でわかることとわからないことがあるので，確認していこう．

研修医 臨くん

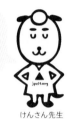

けんさん先生

 解 説

● どういった症例だったのか

　前回（2023年11月号），ルーチン検査について解釈を行った患者さんの症例を提示するね．表1でもう一度今回の症例の検査値一覧を確認してみてね．

　患者さんは大動脈解離の既往があって，5年前に大動脈弓部全置換術を受けています．その後，普通の生活を送っていたんだけれど，今回は突然の背部痛と，その後左下肢の痛みが出現したために近医を受診したんだ．受診時には著しい血圧上昇もあったので，胸腹部造影CT検査を行ったところ，前回手術部位の末梢側にStanford B型大動脈解離があったので，転院搬送されたよ．今回のルーチン検査の第1病日は転院直後の検査結果ということになるね．

　胸腹部造影CT検査では，大動脈解離によって両側腎動脈と左外腸骨動脈とに閉塞が認められたよ．大動脈解離は血圧管理による保存的加療の方針となったんだけど，左外腸骨動脈閉塞に対しては大腿動脈－大腿動脈バイパス術が行われたんだ．両側腎動脈閉塞は外科的に再建が困難で，第3病日から持続的腎代替療法が開始され，その後間欠的腎代替療法に移行しているよ．なお，今回提示した期間において細菌感染症を示す所見は認めなかったんだ．

● 症例の経過を踏まえて検査値を確認しよう

　今回のRCPCの症例は，Stanforod B型急性大動脈解離の患者さんでした．ルーチン検査では，第1病日にDダイマーの上昇を認め，大動脈解離による凝固・線溶の亢進を反映しているね．また，BNP高値や今回は提示していないけれど低酸素血症があり，これらはうっ血性心不全の病態と考えられるね．StanfordB型大動脈解離の場合には冠動脈血流低下は起こらないけれど，コントロール不良の高血圧に伴う左心不全症状を起こすことがあるんだ．

　大動脈解離では大動脈分枝に狭窄や閉塞が発生して灌流障害を起こすことがある．その結果，臓器虚血が生じて，治療方針に影響を与えるんだ．この患者さんはもともと腎機能障害があったけど，腎動脈閉塞によって第1病日にはさらに増悪しているよ．さらに左外腸骨動脈でも閉塞が

表1 背部と左下肢の痛みを主訴に転院してきた40歳代男性の検査値

採取日	−80病日	第1病日	第2病日	第2病日	第3病日	第4病日	第5病日	基準範囲
採取時間	10:00	18:30	3:00	6:00	6:00	6:00	6:00	
TP	6.7	6.0	4.6	5.1	5.7	5.6		6.6～8.1 g/dL*
ALB	3.5	3.0	2.3	2.5	2.5	2.3	2.0	4.1～5.1 g/dL*
UN	29.0	27.1	31.2	34.1	51.7	62.1	62.5	8.0～20.0 mg/dL*
Cre	2.03	2.98	3.77	4.21	6.95	7.25	7.07	0.65～1.07 mg/dL*
UA	10.6	11.3	11.1		12.0	9.6		3.7～7.8 mg/dL*
TC	202	198						142～248 mg/dL*
AST	22	23	31	44	44	24	17	13～30 U/L*
ALT	27	23	25	31	44	35	26	10～42 U/L*
γGT	51	64	46	53	51	48	51	13～64 U/L*
T-bil	0.80	1.17	1.29	1.37			0.94	0.40～1.50 mg/dL*
D-bil			0.39					0.10～0.40 mg/dL
ALP	256	226	169	192			232	106～322 U/L*
LD	298	378	678	931	1,335	1,160	933	124～222 U/L*
CK	240	270	305	483	1,046	440	188	59～248 U/L
AMY	59		90	114	73	50	113	44～132 U/L*
Na	140	138	137	139	139	138	137	138～145 mmol/L*
K	4.3	3.8	5.7	4.7	5.1	4.3	4.2	3.6～4.8 mmol/L*
Cl	107	106	107	106	106	104	104	101～108 mmol/L*
CRP		0.32	1.46	2.91	25.23	35.89	27.71	0～0.14 mg/dL*
プロカルシトニン		0.09						<0.50 ng/mL
BNP		1,442.9						
WBC	5.5	15.6	11.5	11.5	26.8	21.0	13.6	3.3～8.6×10³/μL*
NUT%	62.4	90.5	80.7	84.7	89.3	88.5	85.8	41.8～75.0%
LYM%	23.4	5.1	10.8	6.9	3.7	4.0	5.0	18.5～48.7%
MON%	7.1	3.7	8.0	8.0	6.8	6.8	7.3	2.2～7.9%
EOS%	6.2	0.3	0.2	0.1	0.0	0.4	1.5	0.4～8.7%
BAS%	0.9	0.4	0.3	0.3	0.2	0.3	0.4	0.2～1.5%
RBC	5.84	5.88	4.79	5.07	5.27	5.20	4.79	4.35～5.55×10⁶/μL*
Hb	17.1	16.7	13.7	14.6	15.5	15.0	13.8	13.7～16.8 g/dL*
HCT	51.1	52.6	42.5	45.0	47.2	46.6	42.1	40.7～50.1%*
MCV	87.5	89.5	88.7	88.8	89.6	89.6	87.9	83.6～98.2 fL*
MCH	29.4	28.4	28.6	28.8	29.4	28.8	28.8	27.5～33.2 pg*
MCHC	33.5	31.7	32.2	32.4	32.8	32.2	32.8	31.7～35.3 %*
PLT	218	199	169	179	190	175	172	158～348×10³/μL*
PT	12.4	11.5	12.6	12.3	13.1	14.0	13.6	
PT-INR	1.0	1.0	1.1	1.1	1.2	1.3	1.2	0.85～1.15
APTT	28.3	25.6	30.0	26.6	27.9	36.0	33.3	23.0～38.0秒
FIBG		264	216	256	541	692	659	180～350 mg/dL
Dダイマー	0.8	6.0	3.2	3.4	4.8	7.1	7.7	0～1.0 μg/mL

＊：共用基準範囲，その他：信州大学基準範囲

表2 症例の病態とルーチン検査の関係

病態	ルーチン検査での変化
急性大動脈解離	凝固・線溶の亢進，心不全，低酸素血症
両側腎動脈閉塞	腎機能障害の増悪
左外腸骨動脈閉塞	骨格筋傷害
バイパス術	炎症反応上昇，骨格筋傷害，溶血

起こったため，左下肢の痛みが生じたりCKが上昇したりしているね．大動脈解離による分枝灌流障害は造影CTで血流の評価を行うのが一般的だけれど，**ルーチン検査からも障害臓器の推測が可能なこともあるんだ**．左総腸骨動脈閉塞については手術が行われていて，その結果として炎症反応の上昇や骨格筋傷害が起こっているだけでなく，術中に人工心肺装置の使用によって溶血が起こったこともルーチン検査には反映されているんだ（表2）．

　今回の症例について，ルーチン検査だけで診断や治療方針が確定するわけではないけれど，ルーチン検査が病態を反映しているということがよくわかったんじゃないかな？

今月の Tips!

ルーチン検査から病態を考えることは何気なく行われているけど，しっかり意識することでルーチン検査の見え方が変わってくるし，トレーニングが必要であることも認識できるよ．

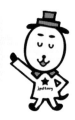

参考文献　1）「検査値を読むトレーニング」（本田孝行／著），医学書院，2019
　　　　　　2）日本循環器学会／日本心臓血管外科学会／日本胸部外科学会／日本血管外科学会：2020年改訂版 大動脈瘤・大動脈解離診療ガイドライン．2020
　　　　　　　https://www.j-circ.or.jp/cms/wp-content/uploads/2020/07/JCS2020_Ogino.pdf（2023年7月閲覧）

※日本臨床検査医学会では，新専門医制度における基本領域の1つである臨床検査専門医受験に関する相談を受け付けています．専攻医（後期研修医）としてのプログラム制はもちろん，一定の条件を満たすことができれば，非常勤医師や研究生としてカリキュラム制でも専門医受験資格を得ることが可能です．専攻した場合のキャリアプランならびに研修可能な施設について等，ご相談は以下の相談窓口までお気軽にどうぞ！！
日本臨床検査医学会 専門医相談・サポートセンター E-mail：support@jslm.org

※連載へのご意見，ご感想がございましたら，ぜひお寄せください！また，「普段検査でこんなことに困っている」
「このコーナーでこんなことが読みたい」などのご要望も，お聞かせいただけましたら幸いです．rnote@yodosha.co.jp

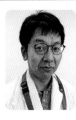

今月のけんさん先生は…
信州大学医学部附属病院 臨床検査部の松本　剛でした！
3回シリーズでRCPCの解説をしました．学生実習では週に1回学生の皆さんと症例データを検討しています．教えながらですが，一番勉強になっているのは自分だと思っています．

日本臨床検査医学会・専門医会 広報委員会：
五十嵐 岳，上蓑義典，江原佳史，尾崎 敬，木村 聡，
久川 聡，後藤和人，千葉泰彦，常川勝彦，西川真子，
藤井智美，増田亜希子

日本臨床検査医学会 Japanese Society of Laboratory Medicine
日本臨床検査専門医会

臨床検査専門医を
目指す方へ

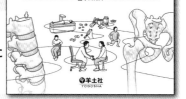
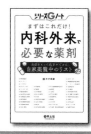
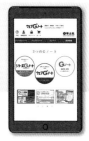

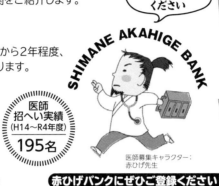
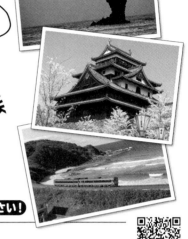
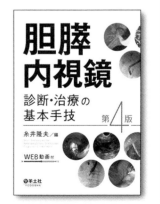

考える心電図

波形と症状，検査所見から診断・病態を読み解く

心電図波形を解釈するだけでなく，心電図と病歴，症状などから潜んでいる病態・疾患を考え，さらに対処方法や次にどういった検査を行えばよいかまで解説します.

第9回　薬剤内服後の不調②

杉山洋樹（岡山済生会総合病院 内科），森田　宏（岡山大学学術研究院医歯薬学領域 先端循環器治療学）

▶ はじめに

　　第7回（2023年10月号）に引き続き，投薬・治療に際して生じた心電図異常について解説します.

症例1　70歳代女性.

気分不良・脱力・嘔気を主訴に救急搬送された. 10日前に近医で**選択的アルドステロン拮抗薬**を処方されている. 血圧108/47 mmHg，脈拍数38回/分，**血清カリウム値は6.8 mEq/L**であった. 2週間前および来院時の12誘導心電図を図1に示す.

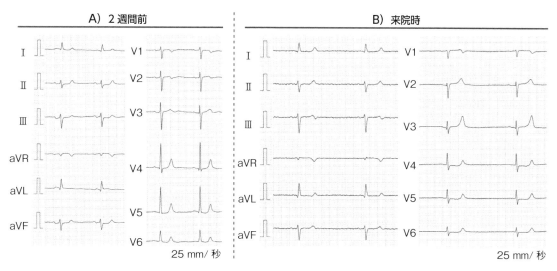

図1 ● 症例1：2週間前および来院時の12誘導心電図

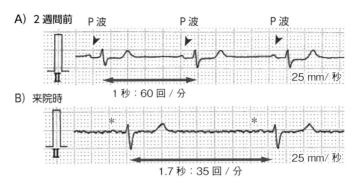

図2 ● 症例1：P波の存在と心拍数の比較
A）2週間前の心電図，B）来院時心電図.

▶ 心電図の所見・診断は何が考えられるか？

2週間前の心電図ではP波が存在し，心拍数も正常です（図2A）．来院時心電図（図2B）においてはP波が確認できず（＊），著しい徐脈を認めます．

診断 　**高カリウム血症による洞停止**

心電図変化をきたす血清カリウムの閾値はおおむね6 mEq/L程度とされます．本症例では血清カリウム値を正常化させることで徐脈は消失しました．選択的アルドステロン拮抗薬の作用で高カリウム血症となり，徐脈を呈したと考えられます．

ポイント①　徐脈性不整脈を呈する症例では，高カリウム血症の可能性を考慮する．

一般的に，高カリウム血症の心電図所見としては「テント状T波（T波増高，尖鋭化）」が最も有名です（後述）．しかし，そもそも正常のT波高・形態には非常の多くのバリエーションが存在することから，テント状T波を高カリウム血症の検出に用いるのは現実的ではありません．実臨床において，高カリウム血症を想起する所見としては「徐脈」が最も有力です．

▶ 血清カリウム濃度の上昇と心筋興奮の異常

正常では，安静時における心筋細胞の電位（静止膜電位）は主にカリウムイオンの動態によりマイナス電位（約−80 mV）に保たれています．心筋興奮のプロセスは，この細胞内のマイナス電位に引っ張られる形で陽イオンであるナトリウムイオンが急速流入することによりスタートします．

高カリウム血症ではマイナス電位の形成が不十分となり，心筋興奮・刺激伝導が障害され種々の心電図異常を生じます（図3）．

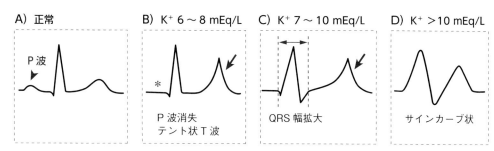

図3 ● 血清カリウム濃度の上昇と心電図変化
A）正常例
B）K+ 6 〜 8 mEq/L：P波消失（*），テント状T波（➡）の出現
C）K+ 7 〜 10 mEq/L：QRS幅拡大（◆▶）
D）K+ ＞ 10 mEq/L：サインカーブ状
文献1より引用.

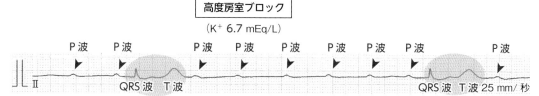

図4 ● 高カリウム血症による房室ブロック
80歳代男性．高度房室ブロックによる徐脈を認める．

① 不整脈（徐脈性＋頻脈性）：心房興奮が障害されてP波が消失し，徐脈となります（本症例）．
   種々の房室ブロックを呈する症例もあります（**図4**）．あわせて，心室細動・心室頻拍のリ
   スクも高まります．
② テント状T波：T波の増高と尖鋭化が出現します．多くの場合，**QT間隔はやや短縮**します
   （**図5**）．
③ QRS幅拡大：心室内伝導障害により，QRS幅が拡大します（**図6A**）．さらに悪化するとサ
   インカーブ状の波形を示すようになり（**図6B**），心静止へと進展します．

ポイント②　心電図異常の有無・重症度から血清カリウム値を推定することは困難である．

　　カリウム上昇のスピードが速い場合には比較的早期に心電図異常を生じやすく，逆に慢性的
な高カリウムの症例では耐性があります．ほかの電解質異常やアシドーシスの存在などにも影
響を受け，症例ごとの閾値には大きな差があります．
　　また図6に示した症例のように，徐脈を呈しないまま重度の高カリウム血症へ進行する場合
もあり，予期せぬ心停止に至る可能性があるため注意が必要です．

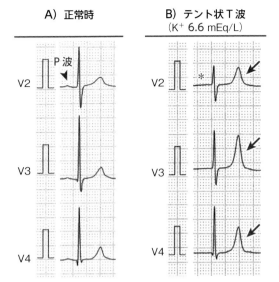

図5 ● 高カリウム血症によるテント状T波

70歳代女性．正常時と比し，T波の増高・尖鋭化が出現した（→）．P波は消失している（＊）．

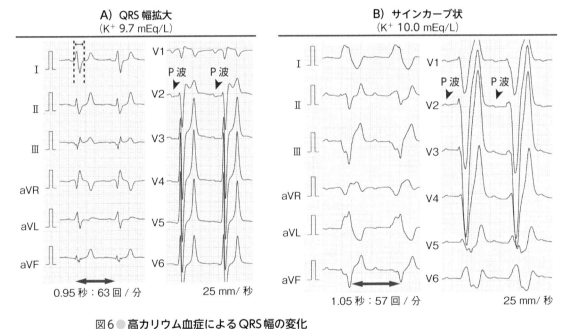

図6 ● 高カリウム血症によるQRS幅の変化

重度の高カリウム血症における，A）「QRS幅の拡大（←→）」とB）「サインカーブ状」変化．
A）20歳代男性，B）80歳代女性．

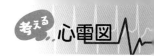

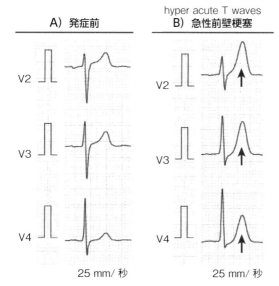

A) 発症前

hyper acute T waves
B) 急性前壁梗塞

V2

V3

V4

25 mm/秒

V2

V3

V4

25 mm/秒

図7 ● 急性前壁心筋梗塞による
「hyper acute T waves」

80歳代男性. 左冠動脈前下行枝 #7の
完全閉塞による急性心筋梗塞. T波の増
高/尖鋭化（➡）を認める.

鑑別診断

●急性心筋梗塞

テント状T波の形態は，連載第2回の症例3（2023年5月号，p.507）で述べた**急性心筋梗塞におけるT波の増高/尖鋭化（hyper acute T waves）**と類似しています（**図7**）. 心筋梗塞に伴う細胞障害により間質のカリウム濃度が上昇した結果，高カリウム血症と同様の波形を呈するとされます. テント状T波と比較すると幅が広くQT間隔も延長傾向ですが，T波の形態のみで明確に区別するのは困難です.

その他，徐脈を呈する多くの疾患が鑑別にあがりますが，特にQRS波形の変化を伴う場合は高カリウム血症の検索を並行して行う必要があります.

▶ 最初に行うべき処置は何か？

●グルコン酸カルシウム（カルチコール®）静注

高カリウム血症に伴う心筋細胞膜電位の変化に対して拮抗的に作用し，効果発現も急速であることから第一選択となります. しかし効果の持続は短く，血清カリウム値を下げる作用もないため緊急避難的な位置づけです.

症例2 70歳代女性.

進行胃癌に対する化学療法目的で入院中. 発症前日から嘔気・嘔吐をくり返していた. 突然の強い胸痛にてナースコールあり. 血圧90/70 mmHg，心拍数120回/分. 発症前および発症直後の12誘導心電図を**図8**に示す.

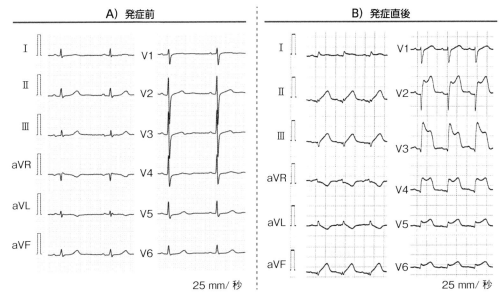

図8 ● 症例2：発症前および発症直後の12誘導心電図

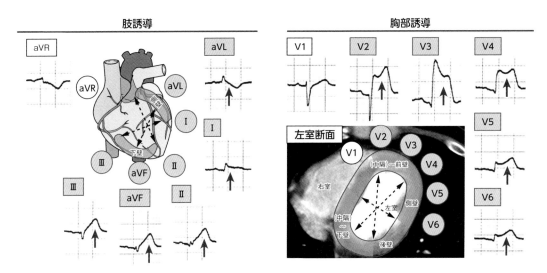

図9 ● 症例2：発症時心電図における，各誘導の所見および解剖学的位置関係

➡ はST上昇を示す．
前壁〜側壁・下壁を ▨ で示す．

▶ 心電図の所見・診断は何が考えられるか？

　　図9に，来院時心電図の各誘導を「対応する解剖学的位置」に配置した図を示します（あくまで各誘導の位置関係を理解するための概念図です）．「前壁〜側壁」に対応する「V2〜V6，I，aVL誘導」でST上昇を認めます．V1誘導ではST上昇を認めません．解剖学的に**前壁〜側壁の反対側**である「下壁」に対応した「II，III，aVF誘導」においても，同様にST上昇を認めます．

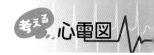

A）冠動脈造影

左冠動脈 | 右冠動脈

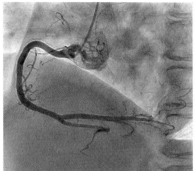

B）左室造影

拡張期 | 収縮期

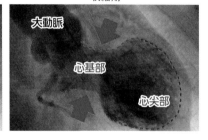

図10●症例2：カテーテル検査所見
A）冠動脈造影：冠動脈には閉塞・有意狭窄ともに認めない．
B）左室造影：心尖部の壁運動消失・心基部の過収縮を認める．

▶ どのように検査を進めるか？

強い胸痛およびST上昇を認めることから，主に急性心筋梗塞を念頭に診療を進めます．本症例では心エコーで心尖部の壁運動異常を認め，緊急心臓カテーテル検査を行いました．冠動脈には血流の異常を認めず，左室造影では心尖部の壁運動消失・心基部の過収縮（「たこつぼ」様の壁運動異常）を認めました（図10）．心電図所見は経時的にST上昇の軽減・陰性T波の出現（図11）を経て正常化へ向かいました．

診断　**たこつぼ型心筋症**

急性心筋梗塞に類似の心電図変化を呈するも**冠動脈の支配領域からは説明できない部位の壁運動異常**を伴い，かつ経過観察のみで軽快した経過等を総合的に判断して上記診断となりました．たこつぼ型心筋症は発症直前に精神的・身体的ストレスへの曝露が証明されることが多く「ストレス心筋症」として扱われますが，正確な機序はいまだ不明とされます．本症例では悪性腫瘍・化学療法に伴う全身状態の悪化が発症のトリガーと考えられました．

なお，特異的な治療法は存在しませんが院内死亡率は急性心筋梗塞と同等との報告があり，慎重な経過観察が必要です．

A）発症3時間後	B）発症36時間後

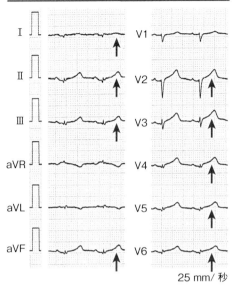
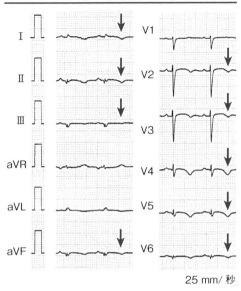

25 mm/秒　　　　　　　　　　　　　　25 mm/秒

図11 ● 症例2：心電図所見の経時的変化
A）発症3時間後：ST上昇（→）は軽減傾向となる．B）発症36時間後：陰性T波（→）の出現を認める．

> **ポイント③**　心電図所見から急性心筋梗塞を否定することは困難である．

　急性心筋梗塞では，本連載の第2，3回で述べたように「鏡面像（mirror image）/対側性変化（reciprocal change）としての**ST低下**」を伴う例が多いです．一方，たこつぼ型心筋症では「ST低下の出現は稀（aVR誘導を除く）」であることが特徴とされ，症例2においても**解剖学的に反対側の関係である「前壁〜側壁」/「下壁」双方の誘導でST**が上昇していました．

　しかしながら急性心筋梗塞においても，**左冠動脈前下行枝**単独の閉塞にもかかわらず「**下壁**」誘導にまでST上昇を認める症例があります（**図12**）．左冠動脈前下行枝の走行が心尖部を経由し下壁領域まで回り込むために生じる現象で，「**ST低下を認めない**」を理由として急性心筋梗塞を否定することはできません．

　その他，「V1誘導のST上昇が乏しい」「QT間隔が延長しやすい」などもたこつぼ型心筋症の特徴とされますが，実臨床において急性心筋梗塞を否定する根拠にはなりえません．

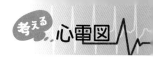

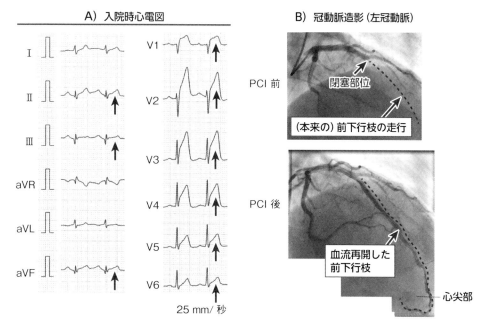

図12 ● 前壁・側壁・下壁の誘導でST上昇を認めた急性心筋梗塞

A）入院時心電図：「前壁〜側壁」に対応する「V1〜V6」および「下壁」に対応する「Ⅱ, Ⅲ, aVF誘導」でのST上昇を認める．明らかなST低下は認めない．

B）冠動脈造影：PCI前の造影では左冠動脈前下行枝近位部の完全閉塞を認める．

▶ おわりに

　　高カリウム血症・たこつぼ型心筋症ともに，診断のためには心電図のみならず多角的な評価が必要であり，総合力が試されます．

◆ 引用文献

1）「Unipolar Lead Electrocardiography and Vectorcardiography」（Goldberger E, eds），Lea and Febiger, 1953

杉山洋樹

（Hiroki Sugiyama）

岡山済生会総合病院 内科

1999年鳥取大学卒業．

2015年より現職．

森田　宏

（Hiroshi Morita）

岡山大学学術研究院医歯薬学領域 先端循環器治療学

1992年岡山大学卒業，岡山大学病院，大阪市立総合医療センターで研修を行い，2004年から3年間，米国インディアナ大学クラナート心臓研究所に留学．2013年より現職．

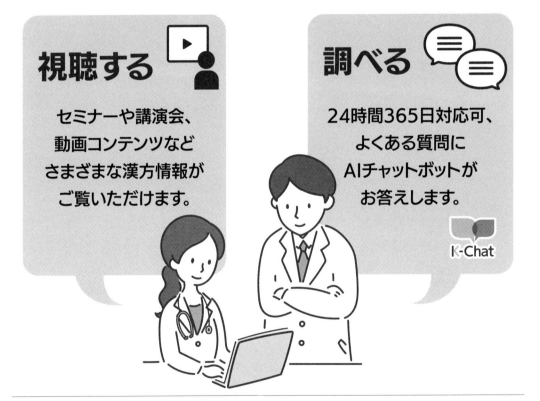
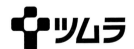

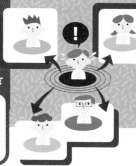

救急外来での 他科コンサルト

本コーナーでは，救急外来での他科コンサルトのタイミングや情報，
報告手段などの実践的なコツをやさしく解説していきます．

編集／一二三 亨

第3回

妊婦の腹痛と画像診断

堀江勝博

はじめに

　妊娠中の腹痛に対してのアプローチは，非妊娠のときと同様に行います．しかし放射線の被曝の問題から画像検査が限られてくることや，妊婦の生理学的問題，胎児の問題，そもそも妊婦の診療に慣れていない，などから苦手な方が多いと思います．本稿を読んでいただき少しでも自信をつけていただければ幸いです．

救急外来に妊婦さんがやってきた！

症例1 34歳女性.
【既往歴】なし
【現病歴】妊娠34週 初産婦．今まで妊婦健診にて異常の指摘なし.
来院前日の就寝前に上腹部痛が出現し，食物残渣様の嘔吐を5回したため，当院救急外来を受診した.
【外来時のバイタル】意識クリア，呼吸回数18回/分，脈拍59回/分，血圧159/88 mmHg，SpO2 99 %（room air）
【身体所見】上腹部に軽度の圧痛を認めるが，腹膜刺激徴候は認めない.

初期研修医のあなたは，妊娠中の患者さんを診るのはこれが初めてだった.

あなた「妊婦さんの腹痛っていろいろな病気があるんですよね…どのようにみていけばいいですか？」
指導医「妊婦の腹痛は，妊娠に関連した疾患と非妊娠時にも起きる疾患に大きく分けて考えるといいと思うよ」

▶妊婦を診たら最初に確認すること

　妊娠がわかっている患者さんは，基本的にはかかりつけの産科クリニックや病院を受診することが多く，また産婦人科のある総合病院に勤務していても，腹痛の患者さんは直接産婦人科に受診することが多いため，われわれ救急医はなかなか診察する機会がありません．しかし夜間などクリニックが閉まっているときなどには受診する可能性もあるため，診察に慣れておく

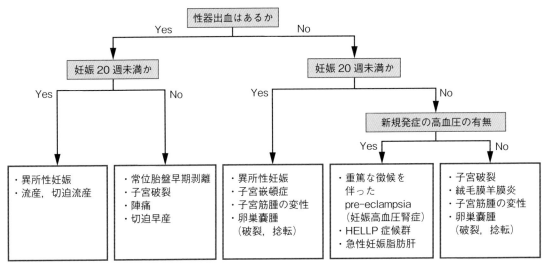

図1 ● 妊娠に関連した腹痛を起こす疾患

HELLP症候群：hemolysis（溶血），elevated liver enzymes（肝酵素上昇），low platelets（血小板減少）
文献1を参考に作成.

必要があります.

　妊娠中の患者さんが来たときには，腹痛に限らずどのような症状でも，① **腹部の張り，**② **性器出血，**③ **破水感，**④ **胎動減少**の4つは最低でも確認しましょう. これらを認めた場合は，妊婦または胎児に異常が出ている可能性がある徴候ですので，産婦人科の診察が必要になります.

　さらに腹痛を訴える患者さんでは，最近の外傷歴がある場合やかなり強い腹痛，新たに発症した高血圧，低血圧，発熱などは経過によっては重篤な状態になりうるので聴取し，確認しておきましょう.

▶救急で出会う妊婦の腹痛の鑑別

　妊婦の腹痛は一般的には，腹痛の患者さんへのアプローチと同じですが，鑑別疾患が大きく変わります. 鑑別疾患は，① 妊娠に関連した腹痛を起こす疾患と，② 非妊娠時にも起きる腹痛疾患の2つに分けます. まずは①の妊娠に関連した腹痛を起こす疾患ではないかを確認しましょう.

1）妊娠に関連した腹痛

　妊娠に関連した腹痛は，知らないと診断できないものですが，ERでの重要な疾患はそこまで多くないですので覚えておきましょう. 妊娠の週数で分けてみるとわかりやすいです. 図1にフローチャートを載せます.

① 妊娠20週未満

　妊娠20週未満であれば，異所性妊娠，流産，切迫流産を鑑別にあげられます.

② 妊娠20週以降

　妊娠20週以降であれば，切迫早産，常位胎盤早期剥離，HELLP症候群，急性妊娠脂肪肝，子宮破裂，絨毛膜羊膜炎などが鑑別にあげられます.

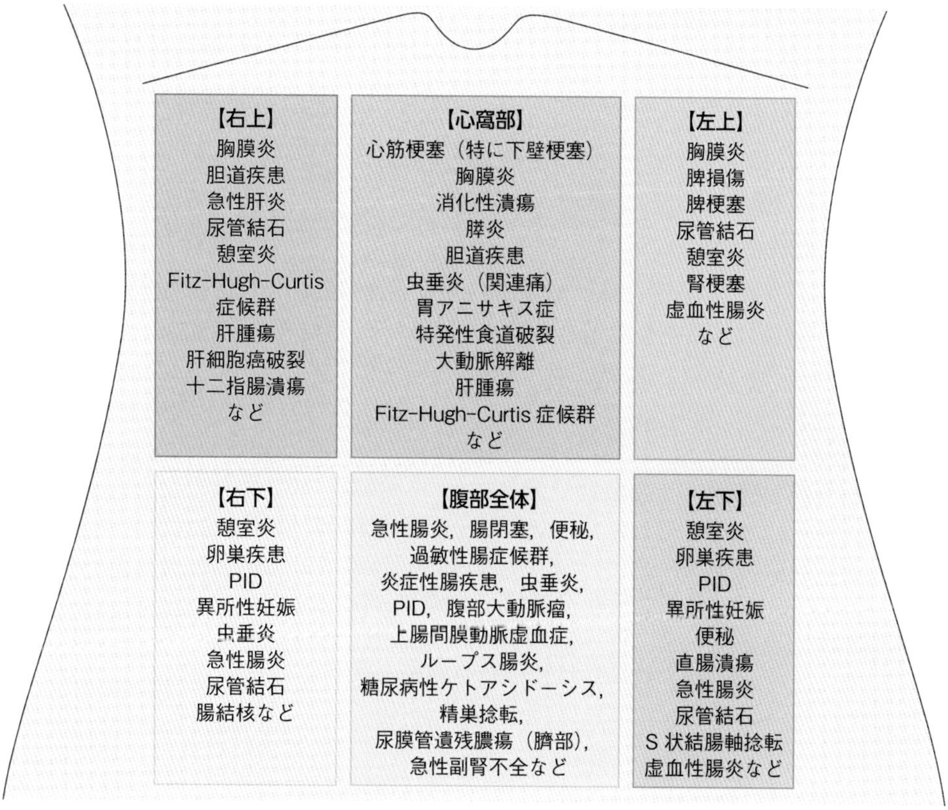

図2 腹痛の部位による鑑別疾患の例

【右上】	【心窩部】	【左上】
胸膜炎	心筋梗塞（特に下壁梗塞）	胸膜炎
胆道疾患	胸膜炎	脾損傷
急性肝炎	消化性潰瘍	脾梗塞
尿管結石	膵炎	尿管結石
憩室炎	胆道疾患	憩室炎
Fitz-Hugh-Curtis	虫垂炎（関連痛）	腎梗塞
症候群	胃アニサキス症	虚血性腸炎
肝腫瘍	特発性食道破裂	など
肝細胞癌破裂	大動脈解離	
十二指腸潰瘍	肝腫瘍	
など	Fitz-Hugh-Curtis 症候群	
	など	

【右下】	【腹部全体】	【左下】
憩室炎	急性腸炎，腸閉塞，便秘，	憩室炎
卵巣疾患	過敏性腸症候群，	卵巣疾患
PID	炎症性腸疾患，虫垂炎，	PID
異所性妊娠	PID，腹部大動脈瘤，	異所性妊娠
虫垂炎	上腸間膜動脈虚血症，	便秘
急性腸炎	ループス腸炎，	直腸潰瘍
尿管結石	糖尿病性ケトアシドーシス，	急性腸炎
腸結核など	精巣捻転，	尿管結石
	尿膜管遺残膿瘍（臍部），	S状結腸軸捻転
	急性副腎不全など	虚血性腸炎など

PID：pelvic inflammatory diseases（骨盤内炎症性疾患）
文献2を参考に作成.

2）非妊娠時にも起きる腹痛疾患

　日常的に行っている腹痛診療と同様で，① OPQRSTなどによる腹痛の病歴聴取，② バイタルサインと腹部所見，③ 血液検査や腹部エコーなどの画像検査を行います．疼痛部位と鑑別診断の対応を図2に示します．

　注意すべき疾患としては急性虫垂炎があります．妊婦の急性虫垂炎は「腫大した子宮により右上腹部が痛くなるなどの症状が典型的ではないことがある」，「穿孔すると，胎児死亡リスクが上昇する」，「腫大する子宮により超音波の診断が難しくなる」などの問題があります．その場合はMRIやCTを検討します．

▶エコー

　鑑別が絞れたら，次に行うのは検査ですが，まずは放射線の被曝を避ける観点から，腹部エコーによるPOCUS（point of care ultrasound）を行います．産婦人科領域のPOCUSで有名なプロトコルがFASO（focused assessment with sonography for obstetrics）です．

　FASOは外傷に焦点を絞ったエコー検査として有名なFAST（focused assessment with sonography for trauma）を産科版に修正したものです．産科危機的出血に対してすみやかな出血源の同定をするものですが，一般診療でも参考にできます．

表1 ● 子宮内腔の所見

胎位	頭位? 骨盤位? 横位? 斜位?
胎児心拍	正常は110〜160回/分
胎盤後血腫	あれば,常位胎盤早期剥離など
胎盤付着位置	前壁か後壁か,子宮体下部か,など

　まず子宮内腔を観察し,**胎児の体位や心拍,胎盤後血腫,胎盤付着位置の確認**(表1)を行い,その後胸腹部をみます.実際にFASOであれば,腹腔内出血がないかを確認した後,加えて肝臓・胆嚢・胆管・膵・腎・脾・心・大血管・胃・小腸・大腸に異常がないかを確認します.

➡症例1 続き

　病歴聴取を追加し,胎動減少や性器出血,破水感はなかった.
　エコーを行い,胎児心拍は約130回/分,胎位は頭位,胎盤後血腫はなく,胎盤付着位置は子宮体部前壁であった.その他腹痛の原因となるような異常は認めなかった.
　血液検査では,肝機能障害と軽度血小板減少を認めた(表2).
　新たに出現した高血圧症,および肝機能障害,血小板減少からHELLP症候群を疑い,産婦人科コンサルト.緊急帝王切開の方針となった.

表2 ● 症例1の血液検査

BUN	6.8 mg/dL	WBC	11,100/μL
Cr	0.41 mg/dL	Hb	11.7 g/dL
LDH	**600 U/L**	PLT	$90 \times 10^3/\mu$L
AST	**320 U/L**	PT	10.5秒
ALT	**276 U/L**	PT-INR	0.87
AMY	69 U/L	APTT	31.9秒
Na	137 mEq/L	Fib	537 mg/dL
K	3.4 mEq/L	Dダイマー	**12.7μg/mL**
Cl	107 mEq/L		
Ca	8.6 mg/dL		

コンサルトする基準

●妊婦のred flag sign

　まずは腹痛に限らず,① 腹部の張り,② 性器出血,③ 破水感,④ 胎動減少の4つを確認し,いずれか認めた場合は産婦人科へコンサルトしましょう.

●HELLP症候群とは

　hemolysis(溶血),elevated liver enzymes(肝酵素上昇),low platelets(血小板減少)をきたす症候群です.通常は妊娠高血圧症候群をベースとして起こる病態で,症状として嘔吐,上腹部痛,悪心が多く,胃腸炎と間違えやすいです.

表3 ● HELLP症候群の診断基準

溶血	LDH > 600 U/L
	間接ビリルビン > 1.2 mg/dL
	病的赤血球（ヘルメット細胞、破砕赤血球）
肝酵素上昇	AST > 70 U/L
	LDH > 600 U/L
血小板減少	血小板数 < 10万/mL

すべてを満たす場合診断.
文献3より作成.

診断基準としてはSibaiの基準が用いられます（表3）.

　妊娠の終了（ターミネーション）が治療となり，全身管理として降圧や，けいれん予防の硫酸マグネシウム，輸血などを行います.

●コンサルトのポイント

コンサルト先：産婦人科

重要事項・伝えるべき情報：

- どのような妊婦さんか？（妊娠何週なのか，どこの病院でフォローされているか，妊婦健診で異常があったか，など）
- 上記のred flag signの有無
- 血液検査結果（LDH，間接ビリルビン，フィブリノーゲン，AST，血小板数）
- 血圧（重症高血圧か）
- ほかの合併症の有無〔播種性血管内凝固症候群（DIC），子癇，常位胎盤早期剥離，腎不全，中枢神経系，肺水腫，など〕

タイミング：疑えばすぐに（red flag signがみられればその時点で一報しておく）

コンサルトの例：

　「35歳女性，初産婦で当院で分娩予定です. 検診では特に異常は指摘されていません. 数時間前からの腹痛を認め，来院されました.

　血液検査にて，HELLP症候群と診断しました. red flag signの所見はなく，エコーでも胎児心拍に異常はありません. 血圧が200/110 mHgであったためヒドララジンによる降圧，けいれん予防の硫酸マグネシウムを投与開始しています」

妊婦への画像診断，どう考える？

症例2 40歳女性.

【既往歴】脂質異常症

【現病歴】妊娠31週 初産婦. 今まで妊婦健診での異常の指摘はない.

来院当日起床時から，持続的な上腹部痛が出現した. 経過観察していたが，症状改善せず，救急要請となり，当院に搬送となった.

病歴聴取では，胎動減少や性器出血，破水感はなかった．

【来院時のバイタル】意識クリア，呼吸回数24回／分，血圧112/60 mmHg，脈拍90回／分，SpO2 98 %（room air）

【身体所見】上腹部に著明な圧痛と腹膜刺激徴候を認める．

【検査所見】エコー：胎児心拍は約160回／分，胎位は頭位，胎盤後血腫は認めなかった．胎盤付着位置は子宮体部前壁であった．また，膵実質は腫大し内部に低エコーのムラが目立ち，周囲には液体貯留を認めた．

血液検査：膵酵素の上昇を認めた（表4）．

表4 ● 症例2の血液検査

BUN	10.3 mg/dL	WBC	**11,600/μL**
Cr	0.13 mg/dL	Hb	12.0 g/dL
LDH	171 U/L	PLT	$170 \times 10^3/\mu$L
AST	18 U/L	PT	10.5秒
ALT	5 U/L	PT-INR	0.87
AMY	**783 U/L**	APTT	31.9秒
Na	130 mEq/L	Fib	500 mg/dL
K	3.4 mEq/L	Dダイマー	**9.9 μg/mL**
Cl	98 mEq/L		
Ca	8.9 mg/dL		

血液検査とエコーから，急性膵炎が疑われた．

あなた「さらに診断をつけるには，CTを撮像しないといけないけど…本当に撮っていいのでしょうか…」

上級医「今回の妊婦さんは，妊娠27週以降だし，CTが胎児や母体にとってメリットになるようなら撮った方がいいね」

▶妊婦と画像診断

　妊婦の急性腹症に関する画像診断は，日本医学放射線学会の画像診断ガイドライン，米国放射線科専門医会（ACR）ガイドラインなどにおいて，第1選択は超音波検査，第2選択は単純MRI，第3選択はCTとなっています．画像診断ガイドライン[4]によると，① エコーやMRIでの診断が困難，② MRIが施行不能，③ 有益性が危険性を上回る場合にCTを考慮すると記載されています．

　病院にもよると思いますが，夜間・休日の腹部MRIは非常にハードルが高く，撮像できない病院が多いのではないかと思います．また，腹部単純MRIを撮像しても，なかなか見慣れない画像で読影が困難なことも多いです．そのため救急外来では，CTを撮像することが多いです．

表5 ● 妊娠週数と胎児への影響

受精～妊娠10日目	被曝による奇形発生率上昇はない
妊娠11日～妊娠10週	50 mGy未満では奇形発生率は上昇しない
妊娠9～26週	100 mGy未満では中枢神経へ影響しない

表6 ● 検査別の胎児被曝線量（英国でのデータ）

検査方法		平均胎児被曝線量（mGy）	最大胎児被曝線量（mGy）
単純撮影	頭部	0.01以下	0.01以下
	胸部	0.01以下	0.01以下
	腹部	1.4	4.2
	腰椎	1.7	10
	骨盤部	1.1	4
	排泄性尿路造影	1.7	10
消化管造影	上部消化管	1.1	5.8
	下部消化管	6.8	24
CT検査	頭部	0.005以下	0.005以下
	胸部	0.06	0.96
	腹部	8.0	49
	腰椎	2.4	8.6
	骨盤部	25	79

文献5を参考に作成.

▶ CTによる放射線被曝

CT撮像しないといけないけれど，妊婦さんだしな…という経験をしたことはありませんか？ 実際に胎児に対する放射線の影響を考えたことはありますか？ 胎児に対する放射線の影響は，被曝時期と被曝線量に依存しています（表5）．検査別の胎児被曝線量を表6に示します．

妊娠4～10週は器官形成期であり，放射線被曝により奇形が発生する可能性のある時期です．この時期に100 mGy以上の被曝を受けた場合に，奇形発生率は上昇します．

また，妊娠9～16週の胎児中枢神経系は細胞分裂が旺盛で，放射線被曝の影響を受けやすく，被曝は精神発育遅滞の頻度を上昇させる可能性があります．この時期を過ぎた妊娠17～26週では中枢神経系の放射線への感受性は低下するものの影響は多少残ります．

27週以降は中枢神経に悪影響はないとされています．

▶ 造影剤

造影剤は少量ながら胎盤通過性があり，胎児に移行します．日本医学放射線学会の画像診断ガイドライン[4]によると「造影剤検査の有益性が確定される危険性を上回り，より安全な代替検査がなく，妊娠終了後まで検査を待てないと判断された場合のみ，造影検査を推奨」と記載されています．もし造影剤を使用する場合は被曝の問題から単純CTは撮像せず，造影1相のみにしましょう．

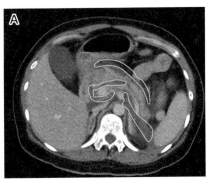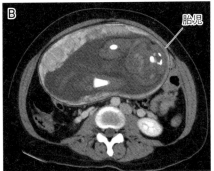

胎児

図3● 症例2の造影CT
脂肪織濃度上昇がみられる（─）.

▶ MRI

MRIは放射線被曝がないため，妊娠中も比較的安全に施行できますが，妊娠初期の磁場の影響を検証したエビデンスがないため，妊娠14週以降に行うことが望ましいです．

➡症例2 続き①

妊娠31週であり，奇形や中枢神経系の障害リスクは低いと判断した．産婦人科医にも相談し，腹部造影CTを撮像する方針とした．腹部造影CTでは膵臓の周りの脂肪織濃度上昇を認めた（図3）．明らかな胆石の所見は認めなかった．
以上から急性膵炎と診断した．炎症の膵外進展は結腸間膜根部までであり，膵臓に造影不良域はなかったため，CT grade分類はgrade1と判断した．

コンサルトする基準

産婦人科：
① まずred flag signがある場合はあらかじめ一報しておく．
② "CT撮影する際"に産婦人科に相談し，CTを撮ることに対してのコンセンサスをとる
　 重要事項：妊娠は何週か，CTが必要な理由
③ "膵炎を診断したら"，胎児の詳細な評価の依頼とターミネーションが可能かを相談
　 重要事項：膵炎の重症度，red flag sign，胎児心拍の確認
消化器内科：
　 "造影CTで診断がついたら"重症度スコアを計測し，消化器内科に方針の相談を行う
　　 重要事項：膵炎の原因（アルコール？ 胆石？ 薬剤？ など），重症度分類
コンサルトの例：
　「妊娠34週の妊婦です．急性腹症で来院されました．血液検査にてAmy上昇を認め産婦人科とも相談し造影CTを撮っています．
　　CT grade1で重症度スコア0点で軽症膵炎の診断となりました．胎児に関して産婦人科に評価を依頼し，ターミネーションとするか相談中です」

➡症例2 続き②

本症例では，CT grade分類・重症度スコアのどちらも軽症であった．産婦人科にターミネーションについて相談し，緊急帝王切開の方針となった．

Take home message

- 妊婦の腹痛は妊娠に関連した腹痛と，非妊娠時にも起きる腹痛に分け，まずは妊娠に関連した腹痛から鑑別する
- 妊娠に関連した腹痛は妊娠週数で分けるとわかりやすい
- CTは放射線被曝の問題があるが，週数によって胎児への影響が変わってくる．母体のため必要であれば，撮像しよう

◆ 文 献

1）Kilpatrick CC & Shamshirsaz AA：Approach to acute abdominal/pelvic pain in pregnant and postpartum patients. UpToDate, 2022
2）「Rosen's Emergency Medicine, 7th eds」（Marx J, et al），pp1184-1188, Mosby, 2009
3）「妊娠高血圧症候群の診療指針2021」（日本妊娠高血圧学会/編），p191，メジカルビュー社，2021
4）「画像診断ガイドライン2021年版（第3版）」（日本医学放射線学会/編），金原出版，2021
5）「Diagnostic Medical Exposures. Advice on Exposure to Ionising Radiation during Pregnancy」（Sharp C, et al, eds), National Radiological Protection Board, 1998

堀江勝博　Katsuhiro Horie
聖路加国際病院 救急科・救命救急センター 医員
専門：ER，集中治療
当院は都内の救命救急センターで，1次〜3次の救急車・外来患者をすべて救急科で診療しています．救急搬送数が約1万台で，幅広い疾患や症候が経験できます．東京で，「北米型ERで働きたい！」「重症患者を見たい！」「集中治療も学びたい！」などなど，興味がありましたらぜひ病院見学に来てください！

一二三 享　Toru Hifumi
聖路加国際病院 救急科・救命救急センター 医長

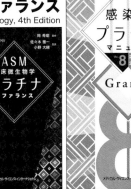
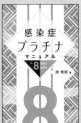

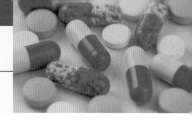

小児におけるかぜ診療
～正しい薬の使い方～

吉田美智子（東北大学大学院医学系研究科 小児病態学分野）

◆薬の使い方のポイント・注意点◆

かぜの起因微生物の大半はウイルスであり，原則
対症療法で自然軽快する．一方，かぜと臨床診断
される状況のなかには，抗菌薬投与が必要な細菌
感染症が存在していることもある．かぜに対し適
切な処方を行うには，抗菌薬投与が必要な病態の
存在を見極めることが重要である．

1．小児科一般診療において遭遇する"かぜ"

小児のかぜ診療に適切に対処するためには，最初
に"かぜ"と診断する必要がある．本稿では小児科
一般診療に即し，鼻症状（鼻汁，鼻閉）と咽頭症状
（咽頭痛），下気道症状（咳嗽，痰）の3系統の症状を
呈する急性気道感染症をかぜと定義する[1]．かぜは
症状により，感冒と鼻副鼻腔炎，急性咽頭炎，急性
気管支炎に分類される．乳幼児ではさらに，クルー
プ症候群や細気管支炎といった特有の病態がある．

かぜの起因微生物の大半はウイルスであるため，
原則対症療法を行う．一方，かぜと臨床診断される
状況のなかには，A群 β 溶血性レンサ球菌（Group
A streptococcus：GAS）咽頭炎や，ウイルス性のか
ぜの合併症である細菌性副鼻腔炎や中耳炎など，抗
菌薬投与が検討される病態もある．

このように，小児のかぜ診療では，最初にかぜ以
外の病態を除外し，続いて抗菌薬が必要な症例を見
極める必要がある．本稿ではかぜに対する対症療法
のエビデンスについても触れ，患者に不要な処方を
行わないようにしたい．

2．かぜの診断

3か月未満児では体調不良時の重症細菌感染症の
頻度が高く，小児科医の診療が望ましい．そのため
本稿の内容は3か月以上の小児を対象とする．小児
のかぜ診療をフローにまとめた（**図**）．**バイタルサイ
ンの異常やRed flagサインを認める場合はかぜ以外
の重症化しうる病態が考慮されるため，すみやかに
専門診療科医師に相談する**．

以降，各病型の説明とともに具体的な処方薬につ
いて述べる．

3．かぜの各病型と具体的な処方薬
1）原則，対症療法を行う疾患
❶ 感冒（上気道炎，普通感冒），鼻副鼻腔炎

感冒は先述した3系統の症状が同程度存在するも
のをさす[1]．発熱や咽頭痛からはじまり，続いて鼻
症状，咳嗽・痰が出現する[2]．発症から2～3日目に
症状のピークを迎え，1週間以内に改善傾向となる[3]．
鼻副鼻腔炎は鼻症状を主体とする病態だが，乳幼児
では感冒と明確に区別することは難しい[1]．

原則として対症療法を行うが，細菌性副鼻腔炎と
診断した場合は抗菌薬投与を検討する．副鼻腔では，
線毛上皮のクリアランス機構により，細菌が副鼻腔
内から鼻腔へ排出される．感冒が先行すると，副鼻
腔から鼻腔への排出経路が炎症のため閉塞し，細菌
の排出が停滞するため，二次性の細菌性副鼻腔炎
へ進展しうる[4]．**下記の場合は細菌性副鼻腔炎を疑
う**[1, 3]．

① 症状の持続：10日間以上
② 症状の重症度：39℃以上の発熱と膿性鼻汁が3日
　以上継続
③ 症状の増悪：感冒に引き続き，約1週間後に再度の
　発熱や鼻汁・咳嗽が増悪

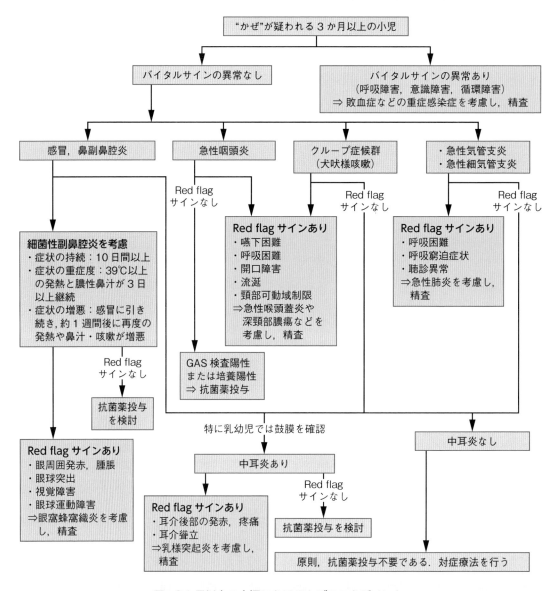

図　3か月以上の小児におけるかぜのマネジメント
文献1を参考に作成.
耳介 聳 立：耳介が立ち上がっている状態.

❷ 急性咽頭炎

　かぜのなかでも，咽頭の発赤や腫脹，潰瘍，水疱といった咽頭症状を主とする病態である．治療の際，**ウイルス性とGASの鑑別が重要である**[1]．GAS咽頭炎は3〜4日で自然軽快するが，罹患期間短縮や化膿性合併症予防，感染拡大予防，リウマチ熱予防のため，診断した際は抗菌薬投与を行う．**GAS咽頭炎以外では原則として抗菌薬は推奨されない**．

　GAS咽頭炎は臨床所見のみで確定診断ができないため，迅速抗原検査や咽頭培養を用いて診断する．検査適応は下記の3つがあげられる[1, 5]．

① 咽頭炎の症状がある
② GAS咽頭炎の身体所見を満たす
③ 原則，3歳以上

　GAS咽頭炎に特徴的な身体所見は，咽頭・扁桃の

滲出物や口蓋の点状出血，前頸部の有痛性リンパ節炎があげられる．3歳未満は典型的なGAS咽頭炎の症状を呈さず，さらにリウマチ熱の発症は非常に稀である．したがって3歳未満児において原則GAS検査は推奨されないが，濃厚な接触歴がある場合はその限りではない[1, 5]．

❸ クループ症候群

ウイルス感染によって喉頭の炎症が起き，吸気性喘鳴や犬吠様咳嗽，嗄声を呈する．夜間に発症することが多い．啼泣により症状が増悪するため，本症と診断したら啼泣させないよう努める．安静時の吸気性喘鳴や呼吸窮迫症状を認める場合は，中等症以上として対応する．

治療は喉頭の浮腫を軽減することを目的とし，コルチコステロイド投与やアドレナリン吸入を行う[6]．軸となる治療はコルチコステロイド投与である．コルチコステロイドは喉頭に対する抗炎症作用により，投与2時間後の症状軽減効果や，再受診率・入院率を低下させる効果がある[6]．アドレナリン吸入は即効性があるが，持続時間は数時間と限定的である．

❹ 急性気管支炎

かぜのなかで，咳嗽や痰を主体とする病態である．気管支上皮の炎症性浮腫によってrhonchiやwheezeが聴取されることがある[7, 8]．胸部X線で異常を認めないことも多い．

❺ 急性細気管支炎

主に2歳未満に発症する．RSV（respiratory syncytial virus）が起因微生物として重要である．細気管支上皮の炎症性浮腫と粘液産生によって閉塞性病変をきたし，wheezeが聴取される[1, 4]．胸部X線で肺の過膨張を認める．

2）対症療法のエビデンス

❶ 鼻汁・鼻閉

生理食塩水の点鼻と鼻汁吸引による症状緩和効果が示されている[9]．市販されている鼻汁吸引用の生理食塩水を購入できる旨を保護者に伝える．または，水1Lと食塩9gを溶解し自作でもよい．かぜの鼻症状に対して**抗ヒスタミン薬がよく処方されているが，明確に有効性を示した報告はない**[9]．一方，抗ヒスタミン薬は鎮静作用や熱性けいれんを誘発するリスクが示されており[9]，原則処方しない．

❷ 咳嗽，痰

① 鎮咳薬

本邦では"咳止め"としてチペジン（アスベリン®）がよく処方されている．本剤は咳中枢に対する反応を抑制し咳嗽を軽減するとされるが，ランダム化比較試験（RCT）によりその有効性を検討した報告はない．カルボシステイン・チペジン投与群とカルボシステイン単剤投与群の比較では，後者の方が咳止めとしての効果があったという結果で，**チペジンの有効性は示されなかった**[9]．また，チペジンには食欲低下や尿の色調変化といった副作用の報告がある点には留意すべきである．

② 去痰薬

痰や鼻汁の粘稠度を下げる作用があるカルボシステイン（ムコダイン®）がよく処方される．2歳以上の小児を対象としたRCTでは，プラセボ群と比べカルボシステイン投与群の方が7日後の痰症状残存のリスクが低い傾向が示され，**痰症状を改善する可能性はある**[9]．一方で，2歳未満における検討はない．

❸ 喘鳴

気管支炎や細気管支炎に伴う喘鳴に対し，$\beta 2$刺激薬（気管支拡張薬）吸入がよく施行されている．コクランライブラリーのレビューでは，急性気管支炎患者に対する気管支拡張薬吸入の効果は示されなかったが，くり返す喘鳴の既往がある成人のサブグループ解析では，早期症状改善の可能性が示された[10]．同様に小児でも，喘息や"くり返す喘鳴"の既往がある患者においては，気管支拡張薬吸入による症状改善の可能性があると筆者は考える．

喘息既往がない小児における複数のRCTでは症状改善効果は示されなかった．一方で興奮や振戦のリスク比が約7倍に増加することが示されており，喘息既往がない小児に対して気管支拡張薬吸入を推奨する根拠は乏しい[9]．気管支拡張薬内服の有効性を示した検討は現時点ではない[10]．

表　小児におけるかぜの処方薬例

	症状，病態	一般名	製品名，投与量（成分量）	
対症療法	・発熱 ・疼痛	アセトアミノフェン	・アンヒバ®坐剤 ・カロナール®細粒20％	10〜15 mg/kg/回，4〜6時間あけて追加可（60 mg/kg/日，1,500 mg/日を超えない）
	・咳嗽，痰	カルボシステイン	・ムコダイン®シロップ ・ムコダイン®DS 50％	10 mg/kg/回，1日3回
	・喘息既往またはくり返す喘鳴の指摘がある児における喘鳴	プロカテロール	メプチン®吸入液 0.3 mL＋生理食塩水 2 mL，吸入	
抗菌薬	GAS咽頭炎	アモキシシリン	ワイドシリン®細粒20％	25 mg/kg/回，1日2回，10日間
	細菌性副鼻腔炎[*1]			30 mg/kg/回，1日3回，7〜10日間[*1]
	中耳炎[*1]			30 mg/kg/回，1日3回[*1] 2歳未満：10日間 2〜5歳：7〜10日間 6歳以上：5〜7日間
クループ症候群	全例	デキサメタゾン	・デカドロン®エリキシル 0.01％[*2] ・デカドロン®錠（0.5 mg）粉砕	0.15 mg/kg/回，単回投与
	中等症以上	アドレナリン	ボスミン® 0.2 mL＋生理食塩水 2 mL，吸入	

[*1] 細菌性副鼻腔炎と中耳炎は，投与開始48時間をめどに症状を確認し，処方の継続または変更を検討する．
[*2] エリキシル製剤は1回投与量が多くなり，また5％エタノールが含まれている点に留意し，可能ならばデカドロン®錠（0.5 mg）粉砕投与を検討する．

3）抗菌薬を必要とする疾患

❶ 細菌性副鼻腔炎

起因微生物の80％は肺炎球菌とインフルエンザ菌[4]である．本邦ではβラクタマーゼ非産生アンピシリン耐性インフルエンザ菌（β-lactamase negative ampicillin resistance：BLNAR）の増加が問題となっている．しかし本症は外来で経過観察が可能な感染症であり，初期治療の段階で，想定される起因微生物を耐性菌も含め漏れなくカバーする必要はない[4]．**抗菌薬の第1選択は高用量アモキシシリン**[1]とし，治療反応を確認のうえ，必要ならば抗菌薬をescalation（広域化）する．経口第3世代セファロスポリン系薬はバイオアベイラビリティ（投与された薬剤が血中に移行する割合）が低く，低血糖を引き起こすピボキシル基を有する薬剤も多いため，使用する際は留意する．

❷ 急性中耳炎

特に乳幼児はかぜに中耳炎を合併することが多いため，必ず鼓膜所見を確認する．**4分の3の症例は抗菌薬を投与せずとも1週間以内に自然軽快する**[1]．抗菌薬投与の適応としては，① 中耳由来の耳漏がある，② 重症（48時間以上持続する耳痛，39℃以上の発熱など），③ 2歳未満で両側性，④ その他：免疫不全などの基礎疾患，肺炎球菌ワクチン未接種児，医療アクセス不良，があげられる[1]．これらに該当せず，全身状態が良好ならば対症療法を行う．**抗菌薬の第1選択は肺炎球菌を主に想定し，高用量アモキシシリンとなる**[1, 4]．

❸ GAS咽頭炎

アモキシシリンが第1選択である[1, 6]．経口第3世代セファロスポリン系薬は前述の理由に加え，GAS咽頭炎に対して不必要に広域で，かつリウマチ熱の予防効果のエビデンスに乏しく，第1選択として推奨されない．

4．薬の選び方・使い方（実際の処方例）[1, 6]

具体的な薬剤と投与量を表に示す．**すべて成分量の記載である点に注意する**．対症療法に使用する薬剤はさまざまな剤形が存在する．乳幼児は坐剤やシ

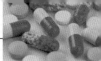

ロップ，年長児は細粒を選ぶことが多いが，**必ず保護者や本人と相談し，処方する**．

5．おわりに

　本邦は医療アクセスが良く，初診時点は病初期であることが多い．保護者に対して，その時点での診断と自然経過を説明し，再受診の目安について必ず説明する．説明については，厚生労働省から発出されている「抗微生物薬適正使用の手引き 第二版」[1]を参照されたい．

引用文献

1) 厚生労働省健康局結核感染症課：抗微生物薬適正使用の手引き 第二版．2019
https://www.mhlw.go.jp/content/10900000/000573655.pdf
2) 「Nelson Textbook of Pediatrics, 21st ed.」（Kliegman RM, et al, eds），Elsevier, 2020
3) 「Principles and Practice of Pediatric Infectious Diseases, 6th ed.」（Kimberlin D, et al, eds），Elsevier, 2022
4) 「レジデントのための小児感染症診療マニュアル」（齋藤昭彦/編），医学書院，2022
5) Shulman ST, et al：Clinical practice guideline for the diagnosis and management of group A streptococcal pharyngitis：2012 update by the Infectious Diseases Society of America. Clin Infect Dis, 55：1279-1282, 2012（PMID：23091044）
6) 「小児呼吸器感染症診療ガイドライン2022」（石和田稔彦，新庄正宜/監，小児呼吸器感染症診療ガイドライン作成委員会/作成），協和企画，2022
7) 「Feigin and Cherry's Textbook of Pediatric Infectious Diseases, 8th ed.」（Cherry J, et al, eds），Elsevier, 2018
8) Kinkade S & Long NA：Acute Bronchitis. Am Fam Physician, 94：560-565, 2016（PMID：27929206）
9) 「そのエビデンス、妥当ですか？ システマティック・レビューとメタ解析で読み解く 小児のかぜの薬のエビデンス」（榊原裕史/監，大久保祐輔/著），金芳堂，2020
10) Becker LA, et al：Beta2-agonists for acute cough or a clinical diagnosis of acute bronchitis. Cochrane Database Syst Rev, 2015：CD001726, 2015（PMID：26333656）

【著者プロフィール】
吉田美智子（Michiko Yoshida）
東北大学大学院医学系研究科 小児病態学分野

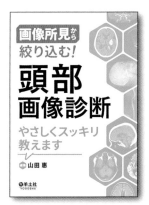
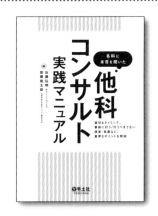

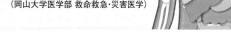

こんなにも面白い医学の世界

からだのトリビア教えます

へぇそうなんだー

中尾篤典
（岡山大学医学部 救命救急・災害医学）

第111回 冬にインフルエンザや風邪が流行るのはなぜ？

　毎年冬場に寒くなると，季節性インフルエンザや風邪が流行します．実はこの理由はあまりわかっておらず，そもそも上気道感染症の詳しい病態や免疫自体よくわかっていませんでした．最近，細胞外小胞（extracellular vesicle：EV）が上気道感染に重要な役割を果たしていることが明らかになりました．細胞外小胞とは聞き慣れない言葉ですが，細胞から放出される微小ナノ粒子，つまり細胞のかけらです．この小胞の中には遺伝子情報，糖，タンパク質が含まれており，一般には細胞間のコミュニケーションに使われます．鼻粘膜は病原体の感染を検知すると，病原体と戦う仕組みが満載された細胞外小胞を分泌します．その様子は，攻撃を受けた蜂の巣から蜂が飛び出していく様子に似ています．

　放出されたEVにはウイルスが細胞にとり付くときに利用するのと同じ受容体であるToll様受容体3（Toll-like receptor：TLR3）があり，ウイルスは細胞と間違えてEV上のTLR3にくっつきます．ウイルスは自身では増える能力をもたないため，増殖するには細胞がもつ遺伝子転写の仕組みを乗っとる必要があります．しかしEVには，そのような仕組みは存在しないため，細胞と間違ってEVにとり付いてしまったウイルスは，自己複製ができずに死滅します．こうやって，鼻粘膜は自らの分身であるEVをおとりにすることによってウイルスを排除し，ウイルス感染から守っているのです．さらにEV自身も抗ウイルス作用があるタンパク質やmiRNAという武器をもって戦います[1]．

　最近の研究で，鼻粘膜の温度が5℃下がると鼻粘膜から分泌されるEVの量が4割も減少し，その分だけ鼻粘膜の抗ウイルス作用が質，量ともに低下することがわかりました．これが，寒くなると風邪やインフルエンザなどのウイルス感染症が流行する理由の1つと考えられると結論付けています[2]．なので鼻粘膜の温度が下がるのを予防することは，風邪の予防にもつながります．「頭寒足熱」が健康によいといいますが，鼻だけは暖かくしておいた方がよさそうです．

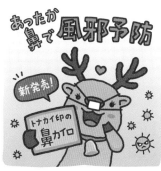

　これらの感染症は，北半球でも南半球でも同じように「冬」の訪れとともに流行しますが，北半球と南半球で交互に勢力を盛り返すことにより，絶滅せずに毎年猛威をふるい続けるのだといわれています．

引用文献

1) Mueller SK, et al：Exosome function in aerodigestive mucosa. Nanomedicine, 14：269-277, 2018（PMID：29127037）
2) Huang D, et al：Cold exposure impairs extracellular vesicle swarm-mediated nasal antiviral immunity. J Allergy Clin Immunol, 151：509-525.e8, 2023（PMID：36494212）

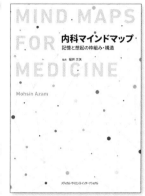
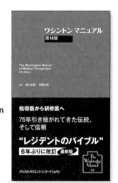
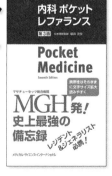

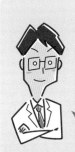
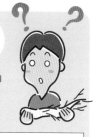

日常診療でこんなに役立つ！
漢方薬の使い方
漢方専門医が本音で教えます

吉野鉄大（慶應義塾大学医学部漢方医学センター）

日常診療でよく出合う場面で漢方薬を選ぶ際の考え方，使い分けを解説します．本連載では利便性のため本文でツムラの製品番号を併記しています．生薬は黄下線，漢方薬は緑下線で示します．

第5回　誤嚥性肺炎予防と慢性咳嗽

◇ はじめに

　今回は誤嚥性肺炎予防と慢性咳嗽に対して用いられる漢方薬を取り上げてみたいと思います．誤嚥性肺炎予防をACE阻害薬で行う場合は咳を出すことを主眼に置くので，それと慢性咳嗽に対する漢方薬を横並びに語ることには違和感をもつ方もいらっしゃると思います．漢方で，どのようにこれらがつながっているのか考えてみましょう．

症例提示

　80歳代男性，脳梗塞後遺症があり，構音障害とともに特に食事の際の誤嚥とむせ込みをくり返している．食形態の工夫や食後の坐位保持に加えて，ACE阻害薬も使用している．

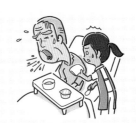

誤嚥性肺炎予防

▌喉が詰まった・張りついたような息苦しさを伴う咳：16 半夏厚朴湯

　16 半夏厚朴湯を投与すると，認知症高齢者の誤嚥性肺炎および肺炎関連死，また心臓手術後の誤嚥性肺炎が減少することがRCTで報告されていますので[1, 2]，内服が可能であれば試す価値はあるでしょう．寝たきりの方に投与することが避けられないと判断した場合には，一度漢方製剤をお湯に溶かした後，凍らせてアイスキューブとして舐めていただくと飲めることもありますが，明らかに介護負担（手間）が大きいので，そこまでやるかどうか落ち着いて考えてください．

　半夏厚朴湯は，ショウキョウ（生姜；乾燥させたショウガ）・ブクリョウ・ハンゲの3つで構成される21 小半夏加茯苓湯というつわりの処方に，ソヨウ（赤紫蘇の葉）とコウボク（ホ

オノキなどの樹皮）を追加した処方で，漢方的には気を巡らせる働きがある，ということになっています．「喉に何かが詰まっているような・張りついているような息苦しさを伴う咳」は心因性を思わせる慢性咳嗽の訴え方としてよくありますが，その息苦しさが「気のせい」なら半夏厚朴湯で治せるかもしれないのです．つわりの薬が基本になっているので，嘔気や胸焼けといった逆流性食道炎を思わせる症状を伴う方によい適応となります．

▼ 誤嚥性肺炎の予防に
16 半夏厚朴湯　1日1包（2.5 g），1日3回，毎食前

慢性咳嗽

◇ 遷延性・慢性咳嗽の定義

　　誤嚥性肺炎の予防薬のエビデンスは半夏厚朴湯の独壇場となっていますが，その他にも咳嗽に対して用いる漢方薬はさまざま存在します．**咳嗽に対して漢方薬を処方してみようと考える場合にも，漢方薬以外で治療した方がよい疾患は除外しておく必要があります**．

　　鑑別を考える際に参考になるのは，咳嗽が3週間以上遷延しているか，もしくは2カ月以上持続しているかどうかです．持続期間が3週間未満の咳嗽を急性咳嗽，3週間以上2カ月未満の状態を遷延性咳嗽とよび，さらに2カ月以上持続するものを慢性咳嗽とよぶのが一般的です．急性咳嗽は感染症によるものが多く，感冒後に発熱などが治っても咳嗽が数週間持続するというのはよくある話です．全身状態がよければ，対症療法でよいでしょう．3週間を超えてくると遷延性咳嗽となりますが，3週間を超えたというだけで別の鑑別疾患を考えるわけではなく，経過をみて慢性咳嗽の代表的な鑑別疾患であるアトピー咳嗽・喉頭アレルギー，逆流性食道炎，咳喘息も意識しはじめることになります．もちろん，結核や肺がんも見逃せませんが，これもやはり期間だけでなく，喫煙歴，曝露歴，健診受診状況，体重減少など，病歴や身体所見も合わせて総合的に考慮していくことになります．

◇ 慢性咳嗽のよくある原因への対処を試したあとで，漢方も検討

　　慢性咳嗽の代表的な鑑別疾患であるアトピー咳嗽・喉頭アレルギー，逆流性食道炎，咳喘息に対して，それぞれ抗ヒスタミン薬，プロトンポンプ阻害薬，吸入ステロイドなどを用いて診断的治療を試みます．

　　結核や肺がん，副鼻腔気管支症候群などの診断がつくのであれば，咳嗽に対する漢方薬での治療はいったん忘れましょう．これといった重篤な疾患がみつからず，さらに診断的治療に反応がなければ，漢方薬の出番です．ただ，漢方薬で症状がおさまっても，健診などで定期的に胸部単純X線写真を撮影し，経過が芳しくなければ呼吸器専門医へのコンサルテーションもためらわない方がよいでしょう．

▌鼻汁や痰が少ない「乾いた」咳：29麦門冬湯

　29麦門冬湯は，咳といえばこの漢方薬[3, 4]，というくらい有名な処方です．咳のなかでも百日咳のような，痰などの分泌物が少ない「乾いた咳」「嘔吐するほど強い咳」に使う処方です．咳の薬に含まれることが多いバクモンドウ（植え込みの下草で生えているジャノヒゲの根の膨大部）がたっぷり入っていて，漢方的には「乾いた体をうるおす処方」とされています．構成的にはいわゆる胃薬もかなり入っているとみることができ（後述），嘔気や胸焼けにも効果がみられます[5]．コウベイ（普通に食べるうるち米）が入っているからか，お湯に溶かそうとしてもなかなか溶けないので，顆粒・細粒のまま飲んで問題ありません．全体的にはやや甘みを感じますが，奥にニンジンの苦味が少しあります．

▼鼻汁や痰が少ない「乾いた」咳

　29麦門冬湯　1回1包（3.0 g），1日3回，毎食前

▌鼻汁や痰が多く「湿った」咳：19小青竜湯

　19小青竜湯はアレルギー性鼻炎に対して使用することで有名な処方です[6]．麦門冬湯を「乾いた咳」に使用するのに対して，小青竜湯は痰や鼻汁の多い「湿った咳」に用いることになっています[7]．119苓甘姜味辛夏仁湯も類似処方で，心不全や腎不全などやはり「湿った」状態に使われてきたのですが，さすがにそんな場面で積極的に使用することはないでしょう．

　味と書かれる生薬のゴミシ（五味子）はその名の通り五つの味がするとされているのですが，とにかく酸味を強く感じる生薬で，小青竜湯も苓甘姜味辛夏仁湯も酸っぱいです．同じゴミシを含む処方でも，108人参養栄湯はほかの生薬の味が勝つからか，そんなに酸っぱくはありません．

▼鼻汁や痰が多く「湿った」咳

　19小青竜湯　1回1包（3.0 g），1日3回，毎食前

漢方薬の構成生薬の近さを図示してみた

　3つの処方を代表的なものとしてあげてみましたが，咳に対して用いることのできる処方はほかにもたくさんあります．構成生薬の近さを示す図から，その関係について考えてみましょう．

◇半夏厚朴湯周辺

　まずは半夏厚朴湯周辺から考えてみます．半夏厚朴湯は，ショウキョウ・ハンゲ・ブクリョウの三味で構成される小半夏加茯苓湯が基本になっています．つい「小」はショウキョウから来ているかと思ってしまいますが，ここでは大半夏湯に対する小半夏湯（どちらもエキス剤なし）の「小」を意味し，そこにブクリョウを加えたことで小半夏加茯苓湯になっています．

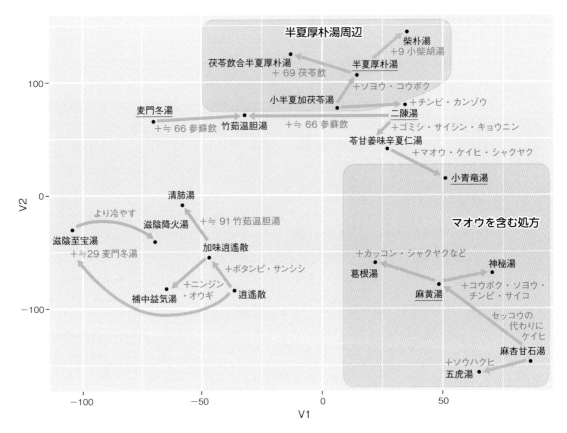

図 ● 咳に効果をもつ漢方薬の構成生薬の類似性

さて，小半夏加茯苓湯に「気の巡り」をよくするソヨウとコウボクを加えたものが半夏厚朴湯です．半夏厚朴湯に9小柴胡湯を加えると96柴朴湯，69茯苓飲を加えると116茯苓飲合半夏厚朴湯となり，半夏厚朴湯が広く応用されてきた処方であることが窺い知れます．

◇ 麦門冬湯と二陳湯：胃薬として

小半夏加茯苓湯にチンピとカンゾウを加えたのが81二陳湯，というところまでは正確なのですが，そこからは大まかな理解のためにちょっと強引に進めていきます．

胃薬として43六君子湯や83抑肝散加陳皮半夏にも含まれている二陳湯をベースにして，さまざまな生薬を加えたのが91竹茹温胆湯です．「さまざまな生薬」とは，サイコ，バクモンドウ，キキョウ，キジツ，コウブシ，ニンジン，チクジョ，オウレンとなっていてとても覚えきれません．二陳湯に，咳などの薬が入ったということでなんとなく66参蘇飲あたりが含まれていると考えてしまってもよいかもしれません．

で，竹茹温胆湯は麦門冬湯に参蘇飲を加えたと考えることもできなくもない，とすると，麦門冬湯も二陳湯のように胃薬がたくさん含まれる，という説明もご理解いただけるのではないでしょうか．

◇ マオウを含む処方

　再び胃薬の二陳湯に戻ります．そこに別のパターンで咳の薬を入れる，具体的にはゴミシ，サイシン，キョウニンを加えることで（あとチンピを抜いて，ショウキョウを蒸した生姜のカンキョウにすれば），苓甘姜味辛夏仁湯になります．ここにさらにマオウ，ケイヒ，シャクヤクを加えることで（あとブクリョウとキョウニンを抜いて），小青竜湯になります．とりあえず，「苓甘姜味辛夏仁湯にマオウを入れたら小青竜湯」というので実務的には問題ないのですが，マオウを抜きたいから小青竜湯を苓甘姜味辛夏仁湯に変更したら，緩下剤としての作用のあるキョウニンが入るので軟便になった（連載第1回参照）[8]，ということもあります．ちなみに，小青竜湯に含まれるシャクヤクは，抗アレルギー作用を緩和しているかもしれないという基礎研究の結果があり[9]，患者さんによっては，花粉症に苓甘姜味辛夏仁湯の方がよく効く，とおっしゃる方もいらっしゃいます．ほとんど小青竜湯で大丈夫ですけどね．

　さて，小青竜湯はマオウを含む処方なのですが，こういう経緯で構成生薬から考えると，27麻黄湯や1葛根湯とは流れを異にしています．麻黄湯を構成生薬で記載すると"麻杏甘桂湯"と書けますが，体を温めるケイヒ（桂）を体を冷ますセッコウ（石）に変更したのが55麻杏甘石湯です．麻杏甘石湯にさらにソウハクヒを加えたのが95五虎湯となります．

　いったん戻って，麻黄湯にカッコン，シャクヤク，タイソウ，ショウキョウを加えてキョウニンを除くと葛根湯になります（ただ，葛根湯は45桂枝湯にマオウとカッコンを加えた，と理解する方が一般的です）．

　再び麻黄湯に戻って，コウボク，ソヨウ，チンピ，サイコを加えてケイヒを除いたら85神秘湯です．ここで加わっている処方は「気の巡り」をよくする生薬たちなので，単純な感冒ではなく，風邪や咳に対して不安が強く，ちょっと神経質な方には神秘湯がよさそうです．

◇ その他の処方クラスター

　まだ続くのか，と言われそうですが，最後の処方クラスターを解説して終わりにしましょう．24加味逍遙散は，逍遙散（エキス剤なし）という処方にボタンピとサンシシを加えたものですが，もとの逍遙散にバクモンドウなど鎮咳作用があるとされている生薬を加えたのが92滋陰至宝湯です．ということは，神秘湯のようにちょっと不安が強く神経質な方に使えそうですね．とはいえ神秘湯は麻黄湯がベースになっていることから比較的急性期，滋陰至宝湯は麦門冬湯がベースになっていることから比較的慢性期の咳嗽に使うことが多いでしょう．加味逍遙散が有名になりすぎた現在，ネットで調べて「加味逍遙散を飲みたくない！」とおっしゃるんだけれども，やっぱりあなたには加味逍遙散でしょ，という人に滋陰至宝湯を処方することもあります（加味逍遙散については今後の連載で詳しく取り上げます）．

　また，図からは加味逍遙散の近くに41補中益気湯があることもみてとれますね．咳に対する直接の保険適応はありませんが，古来，栄養失調や結核に用いられてきましたし，現代でも風邪や肺炎のあとに咳が残って体力も落ちてしまった，なんて場面で使用されます．

　さらに滋陰至宝湯に名前も構成生薬も似ていながら，より体を冷ます作用が強くなっているのが93滋陰降火湯と理解しましょう．火を降ろ

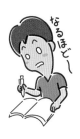

す，という名前からも，ずいぶん冷ましそうですね．滋陰降火湯に含まれるチモとオウバクという体を覚ます生薬コンビを87六味丸と合わせ，徹底的に体を冷まして更年期のホットフラッシュなどに対処することもあります．

さて，90清肺湯と周囲の関係を構成生薬から理解するのはなかなか難しいのですが，ここでは加味逍遙散に竹茹温胆湯を加えたようなものとして理解しておきましょう．清肺湯にも，オウゴン，サンシシといった体を冷ます生薬が含まれており，加味逍遙散や滋陰降火湯の近くに位置するのですが，ゴミシやキョウニンといった苓甘姜味辛夏仁湯のような生薬も含まれており，体はほてっているけれども痰が多い，という状態に使用することになっています．正直，自分は使ったことはあっても，「効いた！」という経験がありません．

症例のその後

半夏厚朴湯3包を追加し，とろみをつけた水とともに内服とした．スパイスを用いて嚥下反射を刺激することで，誤嚥が減少するという報告[10]もあるので，コショウ・サンショウ・トウガラシなどを適宜食事に加えている．そういえば半夏厚朴湯に含まれるショウキョウ（生姜）にも同じような TRPV1 刺激作用のある化合物が含まれているなぁ，などと想像しながら経過を観察している．

◇ おわりに

今回は西洋薬では治療選択肢の少ない長引く咳嗽を取り上げて，その漢方治療についてご紹介しました．ついつい薬の種類が増えてしまいがちな場面ですが，漢方薬も含めて多剤併用にならないようには気をつけたいものです．

Take Home Message

◆ 誤嚥性肺炎の予防に半夏厚朴湯
◆ 診断的治療に反応しない遷延性・慢性咳嗽には漢方薬も試してみよう

◆ 文 献

1）Iwasaki K, et al：A pilot study of banxia houpu tang, a traditional Chinese medicine, for reducing pneumonia risk in older adults with dementia. J Am Geriatr Soc, 55：2035-2040, 2007（PMID：17944889）

2）Kawago K, et al：A Double-Blind Randomized Controlled Trial to Determine the Preventive Effect of Hangekobokuto on Aspiration Pneumonia in Patients Undergoing Cardiovascular Surgery. Ann Thorac Cardiovasc Surg, 25：318-325, 2019（PMID：31316037）

3）Mukaida K, et al：A pilot study of the multiherb Kampo medicine bakumondoto for cough in patients with chronic obstructive pulmonary disease. Phytomedicine, 18：625-629, 2011（PMID：21177084）

4）Irifune K, et al：Antitussive effect of bakumondoto a fixed kampo medicine（six herbal components）for treatment of post-infectious prolonged cough：controlled clinical pilot study with 19 patients. Phytomedicine, 18：630-633, 2011（PMID：21514123）

5）吉野鉄大，他：胃切除術後難治性嘔吐を大逆上気ととらえて麦門冬湯を投与した1例．日本東洋医学雑誌, 65：45-48, 2015

6）馬場駿吉，他：小青竜湯の通年性鼻アレルギーに対する効果 二重盲検比較試験．耳鼻咽喉科臨床, 88：389-405, 1995

7）宮本昭正，他：TJ-19 ツムラ小青竜湯の気管支炎に対する Placebo 対照二重盲検群間比較試験．臨床医薬, 17：1189-1214, 2001

8）Numata T, et al：Herbal components of Japanese Kampo medicines exert laxative actions in colonic epithelium cells via activation of BK and CFTR channels. Sci Rep, 9：15554, 2019（PMID：31664151）

9）Tsukamoto K, et al：Counteractive effect of Paeonia lactiflora root constituent mudanpioside E against suppressive effect of Shoseiryuto-extract on passive cutaneous anaphylaxis reaction in mice. J Ethnopharmacol, 153：884-889, 2014（PMID：24704488）

10）Ebihara S & Naito T：A Systematic Review of Reported Methods of Stimulating Swallowing Function and their Classification. Tohoku J Exp Med, 256：1-17, 2022（PMID：35095028）

吉野鉄大（Tetsuhiro Yoshino）
慶應義塾大学医学部漢方医学センター
新潟県で18世紀から続く農家の9代目．田中角栄と同じ小学校卒業．お菓子はブルボン，生薬はオウレン，アイドルはNegiccoを応援しています．
先日，ワインエキスパート二次試験を受けてきました．どうなることやら…

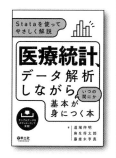

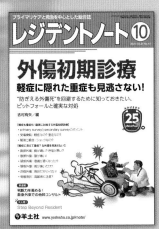
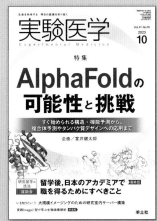
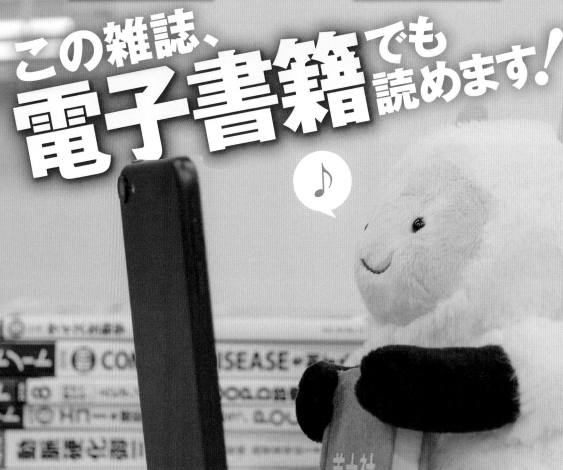

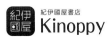

羊土社
YODOSHA

対岸の火事 他山の石

研修医が知って得する日常診療のツボ

中島 伸

他人の失敗を「対岸の火事」と笑い飛ばすもよし,「他山の石」と教訓にするのもよし. 研修医時代は言うに及ばず, 現在も臨床現場で悪戦苦闘している筆者が, 自らの経験に基づいた日常診療のツボを語ります.

その267
軽症頭部外傷あれこれ（その3）

前々回（2023年10月号）と前回（2023年11月号）は頭部外傷に伴って起こりがちな外傷性頸部症候群や脳脊髄液漏出症について述べました. 今回は, いよいよ軽症頭部外傷による直接的な脳への影響について述べたいと思います.

頭部外傷の重症・軽症

そもそも頭部外傷における重症とか軽症とか, 皆さんはどのようにイメージされているのでしょうか？ 定義はいろいろあると思いますが, 脳神経外科医である私にとっては, 即座に開頭手術をしなくてはならない頭部外傷は重症, 特に手術をしなくても回復する頭部外傷は軽症というイメージです. ですから, 交通事故などで強く頭を打って現場では昏睡状態であったとしても, 救急車で運ばれているうちに徐々に目が覚めてきて, 救急外来搬入時には受け答えができるようになり, 頭部CTではとりあえず手術の必要な脳損傷を認めない, という症例だと軽症頭部外傷と考えます.

ところが, このように救急外来では頭部CTで大きな異常を認めない場合, 脳についての心配をしなくてよいかというと, 決してそんなことはありません. 急性期, 亜急性期と慢性期でそれぞれ注意すべきポイントが違っているので, それらを説明いたします.

❶ 急性期

まず急性期に注意しておかなくてはならないこと. それは "talk and deteriorate" あるいは "talk and die" と呼ばれる病態の存在です. 救急外来搬入時にはしゃべっていたのに, その後に急激に意識状態が悪化したり, 最悪の場合には患者さんが亡くなったりすることがあります. 私自身, このような症例にはこれまで何度か遭遇しましたが, 悪化する原因の多くが急性硬膜外血腫, 急性硬膜下血腫または外傷性脳内血腫でした. このうち急性硬膜外血腫については「意識清明期（lucid interval）を経て悪化する」ことで有名であり, 間髪を入れずに手術をすれば驚くほど回復します.

一方, 急性硬膜外血腫以外の経過として, 搬入時にはCTで全く何も異常がないか, あってもごく小さな血腫であったものが, 数時間後に大きな急性硬膜下血腫や外傷性脳内血腫になるという症例があります. すぐに開頭血腫除去術を行ったことが何度かありますが, 救命することは困難でした.

では, どのようなCT所見なら悪化するのでしょうか. これはなかなか見分けることが難しいのが現実です. むしろ, 画像診断に頼るよりも悪化するリスク因子を覚えておくべきだと思います. 私自身の経験では, 65歳以上の高齢者, ワルファリンなどの抗凝固薬の服用中, 開頭手術やVP（脳室-腹腔）シャントなどの脳外科手術の既往, 酩酊中, 受傷機転が交通事故や階段での転落, などの症例が悪化しました. ですから軽症と思われても, このようなリスクのある方は3時間後を目安として頭部CTの再検を考慮しましょう.

❷ 亜急性期

次に亜急性期です. その場では問題なくても1〜3カ月後に頭痛がひどくなったり, 手足の麻痺がみられたりして, 頭部CTを撮影してみると慢性硬膜下血腫が発見される, という症例はよく経験しました. リスク因子としては65歳以上の高齢者, 男性, 大酒家などがあります. なので, 急性期に何もないからといって油断せず, 必ず「1〜3カ月後に慢性硬膜下血腫ができるかもしれません. その場合はすぐに受診してください」といった説明を患者さんに

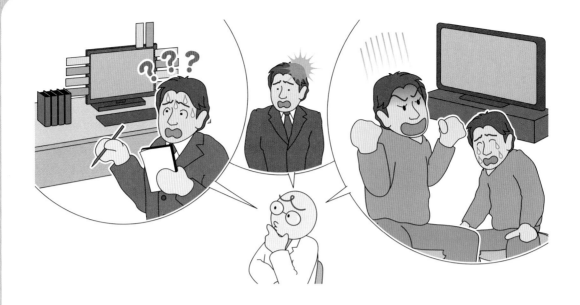

しておきましょう.

❸ 慢性期

最後に慢性期です. よくあるのが, 頭を打ってから本人の記憶力が悪くなったり性格が変わってしまったりするもので, 頭部外傷後高次脳機能障害といいます. 頭部CTで何も異常がないように見えても, 頭部MRIを撮影すると小さな脳挫傷が多発していることがしばしばみられ, これをびまん性軸索損傷といいます. こういった小さな脳挫傷がみられやすいのは大脳白質や脳梁ですが, 中脳, 基底核, 小脳にみられることもあります. このような微細な脳挫傷を描出するためには, 通常のT1強調画像やT2強調画像だけでなく, FLAIRやT2*強調画像, 拡散強調画像（diffusion weighted image：DWI）, 磁化率強調画像（susceptibility weighted image）などを駆使する必要があります. これらすべてを撮像する必要はありませんが, 少なくとも1つは撮像して脳挫傷の有無を確認しておきましょう.

頭部外傷後高次脳機能障害の症状

頭部外傷後高次脳機能障害は大きく2つに分けることができます. 1つは記憶力や計算といった脳の働きで, これは各種の高次脳機能検査で点数化することができます. もう1つは性格変化で, 喜怒哀楽にブレーキが利かなくなるというものです. 特に「怒」についてブレーキが利かないと, すぐにカッとなってしまいます. その結果, 友達が離れてしまったり, 職場を解雇されてしまったりという悲劇が起こりがちです.

記憶力の悪化と性格の変化のうち, まずは前者の具体的な例をあげましょう. 前者の場合, 日常生活において, 財布やスマホを失くす, 自宅の鍵を締め忘れる, 人と会う約束を忘れてしまう, などといった症状がみられます. また, やたらメモをとるようになったり, 職場のパソコンのモニター周辺が付箋だらけになってしまったりして周囲の人に気づかれます. 対策としては, 脳を鍛えて記憶力をよくするというよりは, スマホなど文明の利器を利用して対応する方が現実的です.

一方, 性格変化も対策の難しい症状の1つです. テレビの悲しい場面で大泣きするとか, 親父ギャグに大笑いしてしまうというのであれば, 「ちょっと変わった人だなあ」と周囲に思われるくらいですみます. でも, 正義感が異常に強くなって, 普通なら大人の対応をすべきところ, 無用の喧嘩をしでかしてしまうようになるとトラブルになりかねません.

"怒りっぽい患者さん"への対応

怒りっぽい患者さんの治療は，まず冷静にご自身を見つめてもらうところからはじまります．そもそもご本人に病識がなければ治しようがありません．まず最初に「すぐにカッとなる性格を改めなくてはならない」と決心してもらうことが大切です．

次にトラブルになりそうな状況をなるべく避けるようにしてもらいましょう．私の脳外科外来には多くの頭部外傷後高次脳機能障害の患者さんが通院していますが，待合スペースではお互いにほかの人から離れて座っておられるようなので，それぞれ自然に自らの易怒性を自覚するようになったのではないかと思います．

また頭部外傷の後遺症でこのような性格になってしまったということを家庭ではご家族に，職場では同僚や上司に理解してもらうことも大切です．ときにはご家族や上司に外来受診についてきてもらい，私自身が説明することをしています．また，必要に応じて産業医に診療情報提供書を送っておくべきかとも思います．

次回は高次脳機能障害に伴う書類仕事の実際について述べます．実は交通事故をはじめとして頭部外傷後高次脳機能障害には多くの書類仕事が伴います．ちょうどよい機会なので，どのような書類があるかを大まかに知っておき，見通しのよい診療を心掛けましょう．

（次回に続く）

最後に1句

> 頭打ち　本人自覚が　なけれども
> 　　　性格変わって　周囲を困らす

中島　伸
（国立病院機構大阪医療センター脳神経外科・総合診療科）
著者自己紹介：1984年大阪大学卒業．脳神経外科・総合診療科のほかに麻酔科，放射線科，救急などを経験しました．

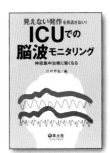

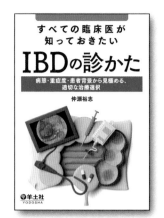
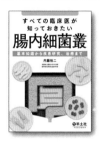
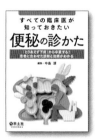
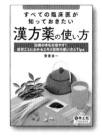

BOOK REVIEW

すべての臨床医が知っておきたい IBD の診かた

病態・重症度・患者背景から見極める、適切な治療選択

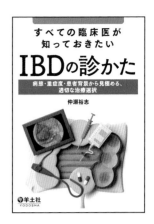

著／仲瀬裕志
定価 5,500 円（本体 5,000 円＋税 10%），A5 版，220 頁
羊土社

　札幌医科大学の仲瀬裕志教授が執筆された「すべての臨床医が知っておきたいIBDの診かた」と題する本の書評を依頼された．仲瀬先生は京都大学大学院のご出身で，若い頃からIBD領域の臨床，研究で活躍されていて京都・滋賀地域のIBD診療に大きな貢献をされ，平成28年に札幌医科大学の教授に就任された．京都消化器医会の先生と送別会をしたことを鮮明に記憶している．

　さて，本書を読むにあたりいくつかの重要なポイントがある．IBDはわが国では20万人を超える患者さんが罹患し，専門医だけでは十分な診療が不可能になってきている．さらに，ここ数年の多くの分子標的治療薬の登場により，IBD診療も大きく変化しつつある．新規治療薬が続々と登場してきているが，その寛解導入効果，維持効果は90％にははるかに及ばない．IBDの病態の理解，治療法の選択のためには免疫学的な理解が必須になってきている．本書の最大の特徴は，基礎免疫学ではなく，IBDを診る医師としての臨床免疫学のエッセンスが含まれていることである．私は，仲瀬先生のこれまでのお仕事の内容に精通しているために，本書はすべて彼自身によって書かれたものであることが理解できる．行間に彼がこれまでの講演で述べてきたIBD診療に対する情熱が読みとれ，大変興味深い．IBDの専門医だけでなく，消化器内科医，消化器外科医，メディカルスタッフ，多くの開業あるいは勤務医の皆さんにも役立つ書であることは間違いなく，診療の場においての辞書となると思える．

　ところで，本書は「すべての臨床医が知っておきたい」シリーズの1冊であるが，本シリーズは医学書としてはよく売れているようだ．不思議なことに，購読者層は意外にも医師だけでなく，一般の人，企業の方にも広がっているようである．理由は，一般国民は医師がどのようなことを考えているのかを知りたい欲求があるようである．逆に，患者さんが本書を熟読して主治医に問いかける場も予想される．私も早々に本書を手に，IBD患者さんの診かたを再勉強しているところである．IBD診療では治療目標が達成されていないにもかかわらず，治療が適切に強化されていないクリニカルイナーシャといった問題が存在している．その問題を知り，解決するためには，彼のような情熱が必要であろう．

（評者）**内藤裕二**（京都府立医科大学大学院医学研究科生体免疫栄養学 教授）

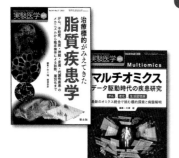

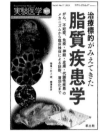
発行　羊土社　YODOSHA
〒101-0052　東京都千代田区神田小川町2-5-1　TEL 03(5282)1211　FAX 03(5282)1212
E-mail：eigyo@yodosha.co.jp
URL：www.yodosha.co.jp/

ご注文は最寄りの書店，または小社営業部まで

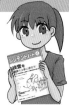

大好評発売中！

プライマリケアと救急を中心とした総合誌

レジデントノート Back Number

定価 2,530円（本体 2,300円＋税 10％）
※2022年12月号までの価格は定価2,200円（本体2,000円＋税10％）

お買い忘れの号はありませんか？
すべての号がお役に立ちます！

2023年11月号（Vol.25 No.12）

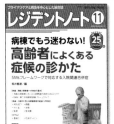

病棟でもう迷わない！高齢者によくある症候の診かた

5Msフレームワークで対応する入院関連合併症

編集／坂井智達

2023年10月号（Vol.25 No.10）

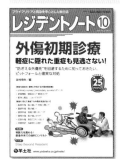

外傷初期診療 軽症に隠れた重症も見逃さない！

"防ぎえる外傷死"を回避するために知っておきたい、ピットフォールと確実な対処

編集／吉村有矢

2023年9月号（Vol.25 No.9）

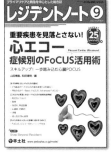

重要疾患を見落とさない！心エコー　症候別のFoCUS活用術

スキルアップ！
一歩踏み込む心臓POCUS

編集／山田博胤，和田靖明

2023年8月号（Vol.25 No.7）

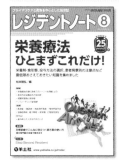

栄養療法 ひとまずこれだけ！

栄養剤・食形態、投与方法の選択、患者背景別の注意点など最低限おさえておきたい知識を集めました

編集／松本朋弘

2023年7月号（Vol.25 No.6）

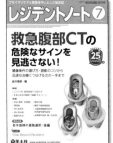

救急腹部CTの危険なサインを見逃さない！

撮像条件の選び方・読影のコツから迅速な治療につなげる次の一手まで

編集／金井信恭

2023年6月号（Vol.25 No.4）

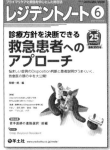

診療方針を決断できる救急患者へのアプローチ

悩ましい症例のDisposition判断と患者説明がうまくいく、救急医の頭の中を大公開！

編集／関根一朗

2023年5月号 (Vol.25 No.3)

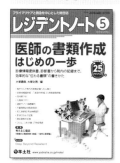

医師の書類作成
はじめの一歩

診療情報提供書、診断書から
院内の記録まで、
効率的な "伝わる書類" の書きかた

編集／大塚勇輝，大塚文男

2023年4月号 (Vol.25 No.1)

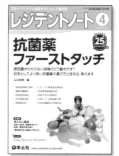

抗菌薬
ファーストタッチ

原因菌がわからない段階で
どう動きだす？
初手としてより良い抗菌薬の
選び方と投与法、教えます

編集／山口裕崇

2023年3月号 (Vol.24 No.18)

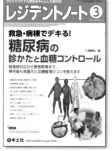

救急・病棟で
デキる！
糖尿病の診かたと
血糖コントロール

緊急時対応から患者教育まで、
帰宅後も見据えた
血糖管理のコツを教えます

編集／三澤美和

2023年2月号 (Vol.24 No.16)

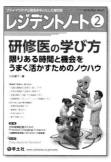

研修医の学び方
限りある時間と
機会をうまく活かす
ためのノウハウ

編集／小杉俊介

2023年1月号 (Vol.24 No.15)

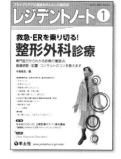

救急・ERを
乗り切る！
整形外科診療

専門医だからわかる診察の着眼点、
画像読影・処置・コンサルトの
コツを教えます

編集／手島隆志

2022年12月号 (Vol.24 No.13)

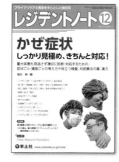

かぜ症状
しっかり見極め、
きちんと対応！

重大疾患も見逃さず適切に
診断・対処するための、
症状ごと・場面ごとの考え方や
役立つ検査、対症療法の薬、漢方

編集／岡本　耕

以前の号はレジデントノートHPにてご覧ください ▶ www.yodosha.co.jp/rnote/

バックナンバーのご購入は，今すぐ！

- お近くの書店で：レジデントノート取扱書店
  （小社ホームページをご覧ください）
- ホームページから
  www.yodosha.co.jp/
- 小社へ直接お申し込み
  TEL　03-5282-1211（営業）
  FAX　03-5282-1212

※ 年間定期購読もおすすめです！

レジデントノート 電子版 バックナンバー

現在市販されていない号を含む，
レジデントノート月刊 既刊誌の
創刊号〜2019年度発行号までを，
電子版（PDF）にて取り揃えております.

・購入後すぐに閲覧可能　　・Windows/Macintosh/iOS/Android対応

詳細はレジデントノートHPにてご覧ください

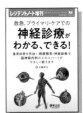
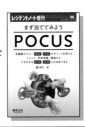
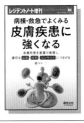

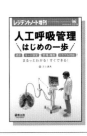
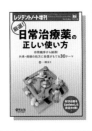

レジデントノート 次号 **1**月号 **予告**

（Vol.25 No.15） 2024 年 1 月 1 日発行

特 集

透析患者の診かたで絶対に知っておきたい 8 つのこと（仮題）

編集／朱田善彦（沖縄県立中部病院 腎臓内科）

透析を必要とする人の数は年々増加しており，初期研修医の先生も病棟や救急外来で透析患者さんを診療する機会が多くあるかと思います．
1 月号では，透析の病歴をもつ患者さんを診る際に絶対知っておくべき事項を 8 つのテーマに絞ってご解説いただきます．透析記録の見かたから薬剤投与の注意点，救急での具体的対応まで，透析患者さんを自信をもって診るための基本が身につく特集です．

連 載

● 判断力を高める！救急外来での他科コンサルト（シリーズ編集／一二三 亨）

● よく使う日常治療薬の正しい使い方

その他

※タイトルはすべて仮題です．内容，執筆者は変更になることがございます．

レジデントノート購入のご案内

これからも臨床現場での「困った！」「知りたい！」に答えていきます！

年間定期購読 (送料無料)

● 通常号 〔月刊 2,530円 (10％税込) ×12冊〕
… 定価30,360円 (本体27,600円＋税10％)

● 通常号＋増刊号
〔月刊12冊＋増刊 5,170円 (10％税込) ×6冊〕
… 定価61,380円 (本体55,800円＋税10％)

★上記の価格で定期購読をお申し込みの方は通常号をブラウザで閲覧できる「WEB版サービス」※1 を無料でご利用いただけます．

便利でお得な年間定期購読をぜひご利用ください！

✓ 送料無料※2
✓ 最新号がすぐ届く！
✓ お好きな号からはじめられる！

※1「WEB版サービス」のご利用は，原則として羊土社会員の個人の方に限ります
※2 海外からのご購読は送料実費となります

下記でご購入いただけます

● お近くの書店で
レジデントノート取扱書店 (小社ホームページをご覧ください)
● ホームページから または 小社へ直接お申し込み
www.yodosha.co.jp/
TEL 03-5282-1211 (営業) FAX 03-5282-1212

◆ 訂 正 ◆

下記におきまして，訂正箇所がございました．訂正し，お詫び申し上げます．

レジデントノート 2023年8月号 Vol.25 No.7 (2023年8月1日発行)
● 連載：よく使う日常治療薬の正しい使い方「せん妄に対する正しい薬の使い方」
1270ページ 右列 2.1) ❸ レンボレキサント 4〜5行目
（誤）薬物相互作用が少なく，禁忌がない．粉砕・一包化も可能である．
（正）重度の肝機能障害患者さんには禁忌であるが，薬物相互作用が少なく，併用禁忌がない．粉砕・一化も可能である．

お手持ちの本に訂正箇所を書き込んでお使いいただけますようお願い申し上げます．

レジデントノート

Vol. 25 No. 13 2023 〔通巻359号〕
2023年12月1日発行 第25巻 第13号
ISBN978-4-7581-2707-3

定価2,530円 (本体2,300円＋税10％)〔送料実費別途〕

年間購読料
定価30,360円 (本体27,600円＋税10％)
〔通常号12冊，送料弊社負担〕
定価61,380円 (本体55,800円＋税10％)
〔通常号12冊，増刊6冊，送料弊社負担〕
※海外からのご購読は送料実費となります
※価格は改定される場合があります

© YODOSHA CO., LTD. 2023
Printed in Japan

発行人	一戸裕子
編集人	久本容子
副編集人	遠藤圭介
編集スタッフ	田中桃子，清水智子，伊藤 駿，溝井レナ，松丸匡兵
広告営業・販売	松本崇敬，中村恭平，加藤 愛
発行所	株式会社 羊 土 社
	〒101-0052 東京都千代田区神田小川町2-5-1
	TEL 03(5282)1211 ／ FAX 03(5282)1212
	E-mail eigyo@yodosha.co.jp
	URL www.yodosha.co.jp/
印刷所	三報社印刷株式会社
広告申込	羊土社営業部までお問い合わせ下さい.

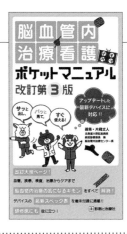
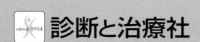

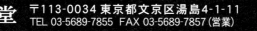

レジデントノート　12月号
掲載広告　INDEX